自然治癒力を高める連続講座

⑦

心、脳、お肌と体の若さ対策

―アンチエイジング―

JN279971

目次

CONTENTS

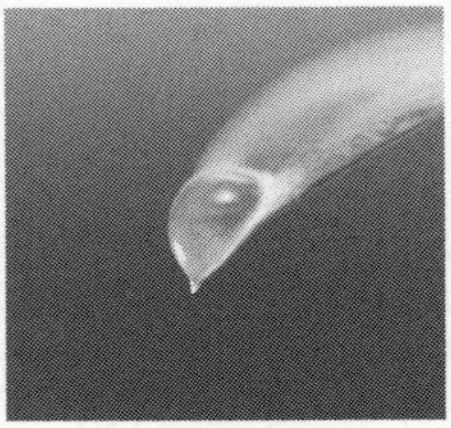

心、脳、お肌と体の若さ対策

5 **特集①　どうしたら人はいつまでも若くいられるか**

6 心が脳を若返らせる……高田明和（浜松医科大学名誉教授）

20 長生きの源は食習慣にあり……永山久夫（食文化史研究家）

38 未病と抗加齢……劉　影（未病医学研究センター所長）

50 免疫力を高め老化を防ぐ……安保徹（新潟大学大学院医学部教授）

60 体の部位別　若さ健康法……阿部博幸（九段クリニック理事長）

表紙アート／はせくらみゆき（アートセラピスト）
デザイン／スタジオＹ２

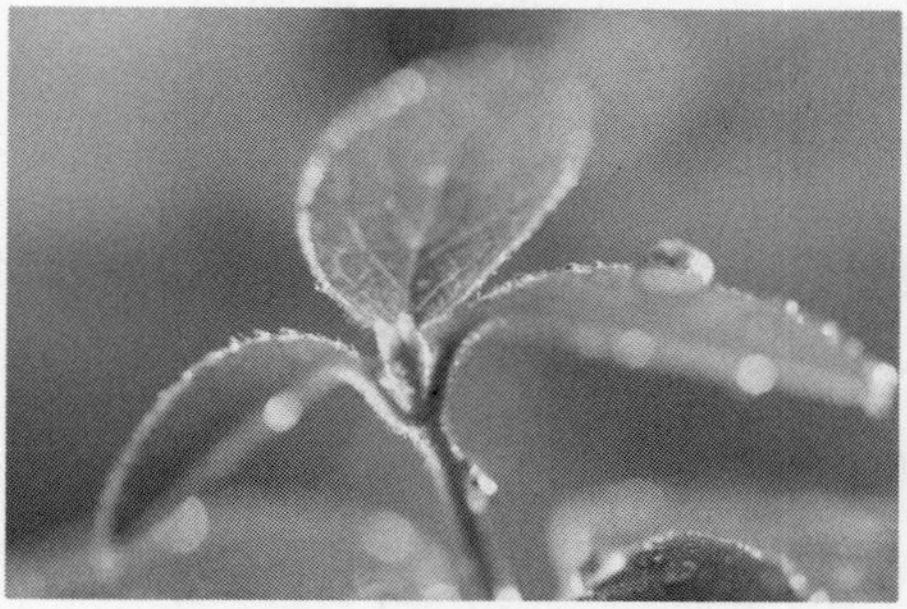

第７号のごあいさつ

皆さんは、「アンチエイジングでいつまでも若々しく120歳まで生きる」という商業的コピーを聞いて、どんな印象を受けるでしょうか？　シミやしわの改善、美容整形で最近使われるようになったアンチエイジング（抗加齢《こうかれい》）という言葉のもつ雰囲気。また、老化を病気ととらえて、その病気の原因を科学的根拠の元に治療していくアンチエイジング医学という現代医学の中の新しい動きも出現してきました。

このアンチエイジングという言葉の使われ方は、健康食品という言葉が世の中に出てきたときと似たようなビジネス的感覚があります。そこで、アンチエイジングの目指すところの老化予防について、老化とは何か？　またその予防は本当に必要なものか？　を考えようとこの企画を組みました。

企画のテーマとして取り上げたのは、長寿食とは何か、脳の老化とは何か、未病を治す、老化を克服する免疫力とは、からだ年齢を測ること、死とは何か、死を考える、心の若さ・からだの若さ、死そして、美容・美肌、などです。

結果として見えてきたことは、「アンチ」、「抗」という表現は、西洋医学が現代医学に発展するプロセスで生まれてきた特有の言葉であって伝統医療、代替《だいたい》医療にはない発想であること、老化に抗《あらが》う機械的なアンチエイジングだけでは現代医療の限界と同じで、本来、寿命は人間が意図的に左右できるものではないという問題でした。

老いることは、人間として成長することでもあり、そのプロセスを止めたり、さらには逆行させてむりやり若返らせることには少々違和感を覚えずにはいられません。

確かに加齢は、誰にも避けられない現象です。そして、いつまでも元気・長寿健康で過ごしたいというのも人間が本来持っている欲求でしょう。

充実した人生を送るために、皆さんはどんな選択をするでしょうか？　本書にご登場の専門家の方々のご意見を参考に、結論として、自然治癒力・免疫力を高める生活を改めておすすめします。

特集 1

どうしたら人はいつまでも若くいられるか

高田明和（浜松医科大学名誉教授） P.6
AkikazuTakada

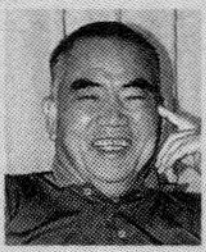

心が脳を若返らせる
慶応大学医学部卒業、同大学院修了。アメリカ・ロズエルパーク記念研究所研究員、ニューヨーク州立大学大学院助教授、浜松医科大学教授を経て同大学名誉教授、医学博士。専攻は生理学。日本生理学会、日本血液学会、日本臨床血液学会評議員。著書多数。

永山久夫（食文化史研究家） P.20
HisaoNagayama

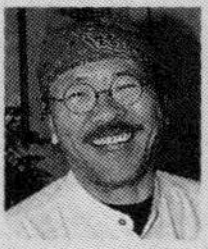

長生きの源は食習慣にあり
食文化研究所、綜合長寿食研究所所長。西武文理大学講師。古代から明治時代までの食事復元研究の第一人者。長寿食や健脳食の研究者でもあり、長寿村の食生活を長年にわたり調査している。著書に『長寿村の100歳食』（講談社）など多数。

劉 影（未病医学研究センター所長） P.38
RyuYing

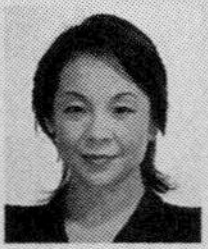

未病と抗加齢
中国・北京に生まれる。中国国立中医大学を卒業後来日。北里研究所付属東洋医学研究所で研究をしながら、東京都立豊島病院で東洋医学外来漢方を指導。さらに、順天堂大学医学部にて研究を行い医学博士を取得。未病医学研究センター代表。

安保 徹（新潟大学大学院医学部教授） P.50
ToruAbo

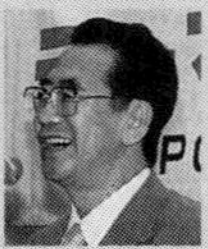

免疫力を高め老化を防ぐ
東北大学医学部卒業。米国アラバマ州立大学留学中1980年にヒトＮＫ細胞抗原ＣＤ57に対するモノクローナル抗体（Leu-7）を作製。1996年白血球の自律神経支配のメカニズムを解明、数々の重要な発見をし独自の免疫論を説く。著書多数。

阿部博幸（九段クリニック理事長） P.60
HiroyukiAbe

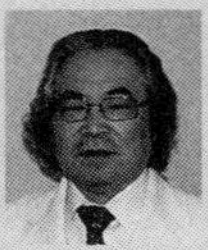

からだ年齢を若くする方法
札幌医科大学卒。慶応大学病院でインターン終了後米留学。クリーブランド・クリニックでレジデント終了。日本大学助教授、スタンフォード大学客員教授、日本冠疾患学会会長を歴任。九段クリニック理事長。杏林大学客員教授他、役職多数。

脳がいきいきする生活のヒント

心が脳を若返らせる

脳細胞は70歳を過ぎてもふえることが発見されました。ですから脳が活性化されている人は、若々しいのです。抗加齢、アンチエイジングの根幹は脳にあるといえます。幸せな定年と、老後の人生とは？アメリカでの研究生活、禅、日本社会への鋭い洞察《どうさつ》…。子ども論、教育論からサラリーマンの生き方論まで、脳と心の研究から導き出された人生訓が実に明解です。生きる意味への求道が、脳の若さを作るのです。

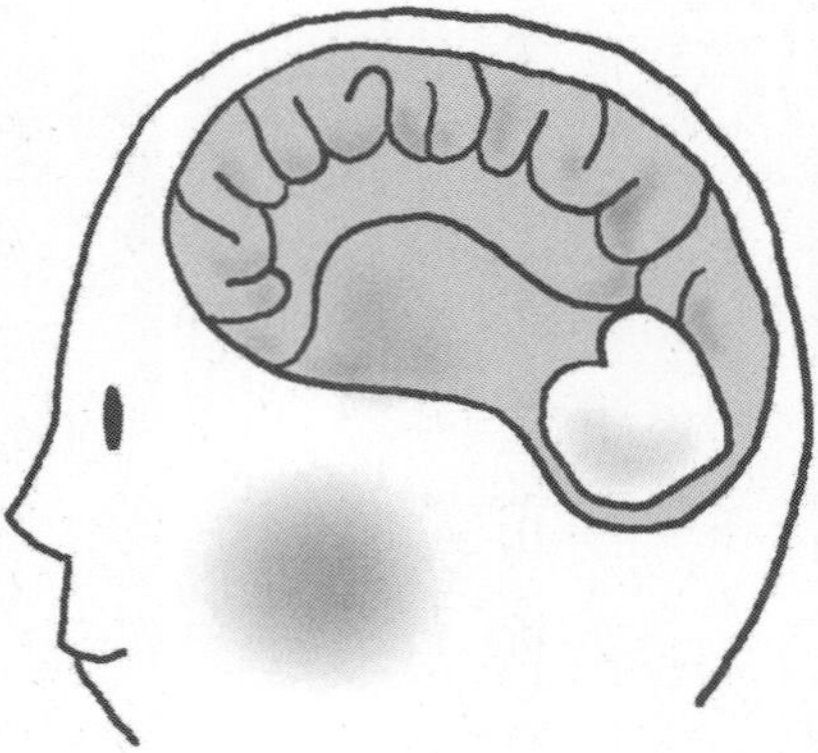

高田明和

（浜松医科大学名誉教授）

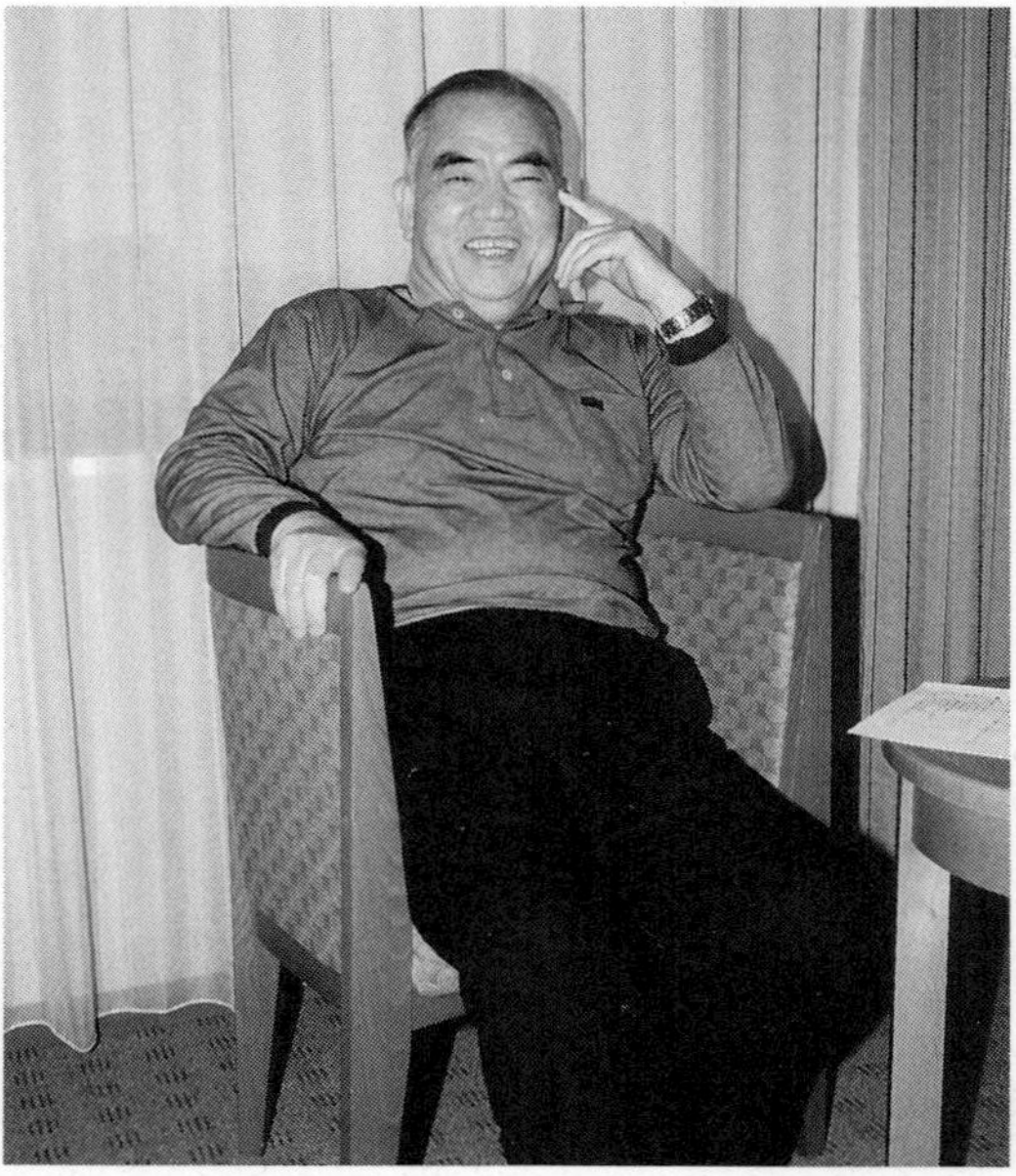

たかだあきかず
1935年静岡県生まれ。慶応大学医学部卒業。同大学院修了。アメリカ・ロズエルパーク記念研究所研究員、ニューヨーク州立大学大学院助教授、浜松医科大学教授を経て、同大学名誉教授、医学博士。専攻は生理学。日本生理学会、日本血液学会、日本臨床血液学会評議員。著書に「ウツな気分が消える本」（光文社）「ストレスがもたらす病気のメカニズム」（角川ソフィア文庫）「ウツにならない食生活」（角川 one テーマ21）など多数。

イラスト／今井久恵

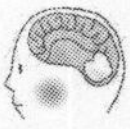

若々しい脳と老けた脳 脳は使えば使うほど活性化する

何歳になっても若々しい印象の人は脳がいつも活性化されている人です。脳の細胞をふやす生活、考え方、心の持ち方をしている人と言えます。ちなみに最近の研究では、脳細胞は70歳を越えてもふえるという発見がなされました。例えば本を読むのも重要な活性化です。読んだ情報を頭の中でイメージするからです。テレビのように一方的で受動的な刺激でないからですね。

一方、年齢に比べて老けている人がいます。その人たちの共通点は、心をいつも傷つけたり、悩ませたりしていることでしょう。それが脳細胞を急激に減らしたり、死滅させたりするのです。

本来、人間の心には無限とも言える力があります。脳を活性化させながら、本来の心を磨《みが》けば、年を経ても、若い頃にはできなかったことがやれたり、新しい能力を身につけることさえできます。

脳というのは変わるのです。でも自分で変えようとしなければ変わりません。また、年をとって何かの能力を失っても絶望してはいけません。脳は常にそれに代わる細胞を用意しますから。変えようとする意欲が脳を変える司令塔なのです。

脳というのは使えば使うほど良くなる仕組みがあります。逆に使わないと働きが鈍《にぶ》ります。でも、脳は持続的に働くのが苦手ですから、休息を取らずに物事を覚え続けようとすると、記憶力すら次第に衰《おとろ》えるのです。ですから、20分働かせたら休息を2~3分取る、というやり方が脳に有効なのです。外国の会議などに出席すると、コーヒーブレイクを必ず2時間に20分ぐらいの間隔で取りますよね。仕事でも勉強でも、脳を働かせる作業全体に共通する脳の性質です。

それと、脳にとっていい状態で記憶をさせたら、次に大切なのが復習です。例えば学習した記憶は24時間で80%は忘れるというデータがあるくらいなのです。

例えば、人の名前から顔を思い出すのは楽ですが、顔から名前を思い出すのが大変なのはなぜでしょう。次のページのイラストをご覧下さい。上の2つの顔は、どちらが楽しそうに見えるでしょうか。多分、左でしょう? 右の顔は、左の顔を左右にひっくり返した同

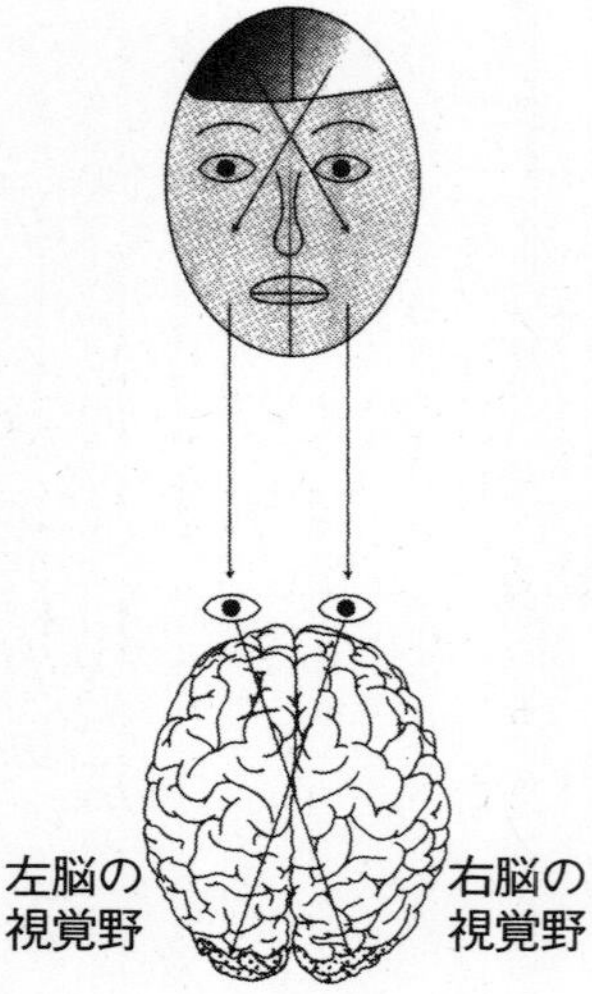

顔の左側の像は右脳に入り、
右側の像は左脳に入る

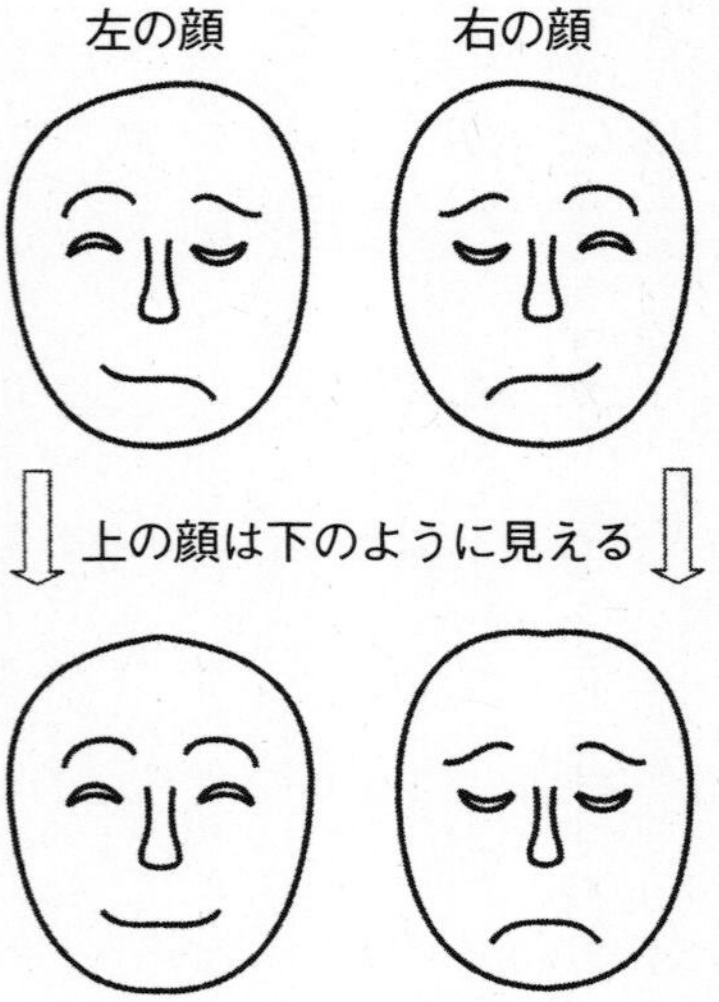

上の左右の顔はどちらが楽しく見えますか

じイラストです。でも受ける印象が違いますね。それは私たちの脳が左上の顔は左下のように見てしまい、右上の顔は右下のように見てしまうからです。

つまり、私たちの目の前にあるすべての景色は、右半分が左脳の後頭葉《こうとうよう》の視覚野《しかくや》という所に、左半分は右脳の後頭葉の視覚野に入るのです。ところが、右脳の画像処理能力は、左脳のそれにははるかに勝るので、私たちは左側に見えたイラストの顔が、顔のすべてであると解釈してしまうのです。また、顔の記憶は右脳、名前の記憶は左脳で行われています。ちょうどコンピューターと同じで、名前等の文字データは量が少なく、メールなどでもすぐに送れます。が、写真になるとデータ量が多いので送るのに時間がかかりますよね、それと同じ原理で、左脳にある名前を右脳に送るのは、それほど多くの神経を使わず、右脳の顔の特徴などを左脳に送るのは多くの神経活動を必要とするのです。ですから、顔を見て名前を思い出すのは大変なのですね。そのためにも記憶にとっては、思い出す訓練と努力が大切なのです。

最近、講演に行くと必ず質問されるのが、記憶の衰えの問題です。つまり、「もの忘れ」はボケの始まりか、という質問です。

痴呆には二種類ある、実は脳の栄養失調が危ない

ボケ、すなわち痴呆《ちほう》には二つの種類があると言われてきました。一つは脳血管性《のうけっかんせい》痴呆。脳梗塞《のうこうそく》が脳の色々な所にできて脳機能が低下するタイプ。もう一つはアルツハイマー型痴呆です。日本人では約70%が脳血管性、30%がアルツハイマー型で、欧米は全く逆です。

痴呆予防の第一は、脳の打撲《だぼく》を防ぐことです。頭を打った人は非常に痴呆になりやすいのです。第二は脳細胞を活性化し、細胞をふやすことです。運動をしたり、音楽を聴《き》く、演劇を観《み》る、合唱をするなど、刺激を受ける所に行ったり、いろいろな人に会ったり、習いごとをしたり、頭を使うことです。使えば使うほど脳細胞はふえますから。若さを保てますね。

それ以上に大切なのは、せっかくふやした脳細胞を死滅させないことなのです。ストレスを排《はい》し、心の平静を保つことが大事なのです。

また、脳に栄養を与えることも重要です。脳細胞は、ブドウ糖以外はエネルギー源として使えません。しかも、脳は体重の約2%なのに、全身が使うブドウ糖の20%以上を使ってしまうのです。

脳の栄養について、つけ加えるなら、なぜ糖分の摂取が減っているのに、日本で糖尿病がふえているかという問題です。誰も答えられないんですね、専門家は。糖分を一切取らないと糖尿病が治るのかというと、治らない。なぜかというと、今の栄養指導が間違っているからです。最近話題になったのがコレステロール。少し摂《と》った方がいいとようやく言われ始めました。他には、タンパク質や脂肪、炭水化物なんかも、間違ったことばかり言われてきたんです。

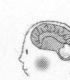

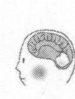

全エネルギーの23~24%を脳が使う いわばカラダのボス猿は脳

ブドウ糖の話に戻しますと、甘い物を減らせば減らすほど、脳は栄養失調になります。脳はどうしてもブドウ糖を必要としますから、甘い物を減らすと、体の他の部分の糖を使えないようにして、脳に糖を運ぶん

です。ですから、インシュリンがあっても、ブドウ糖が細胞に入らないようにするため、糖を減らせば糖尿病にかかりやすくなるわけです。

脳は糖を欲しいから、他には使わせない。ですからやせて頭を使ってる人にも糖尿病が多いんです。正しい食の摂り方をする方が、はるかに大事なんですね。

脳と心の関係と同様に、食べものに関してのテーマは無尽蔵《むじんぞう》にありますよね。少なくとも、あんまり糖分を減らしちゃいけませんよ、という説を私はとっていますが。

例えば今、うつの人が非常に多いですね。うつ病はセロトニンという物質が脳内で不足しているんです。セロトニンはトリプトファンという必須アミノ酸からしか作れないので、お肉や魚、大豆などから摂取していかなければなりません。お肉も摂らなきゃいけないんです。

女の人は今、ダイエットブームですよね。ダイエットしてその結果、うつになる人がいっぱいいるんです。うつになると自殺者も多くなります。要するに、脳の栄養失調っていうのは、脳が必要な栄養を体の他の部分から持っていくのでブドウ糖が脳に使われてしまうために、体の他の所が栄養失調になること意味しているんです。

実は500万年前ぐらいの、人間が地上に降り立った頃は、人間の脳は400gぐらいでした。チンパンジーと同じですね。その時は全エネルギーの8～9％が脳に行ってたんです。次に今から200万年ぐらい前に、手も使うようになると、600～800gの脳になり、12～13％の体全体のエネルギーを使いました。今から約110万年ぐらい前、いわゆる直立原人、北京原人は、大体700gの脳で17～18％。現在のホモサピエンスは20万年ぐらい前に出てきたわけですが、1400～1500gで、全エネルギーの23～24％を脳が取ってしまうんです。

要するに、体からみると、脳はボス猿なんですね。ですから、脳のエネルギーをある程度満たすようにしておかないと、体が栄養失調になりかねない訳です。肥満からの病気を恐れるあまり、栄養を減らしているため、逆に別の病気が出ていることに気付くべきなのです。

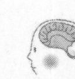

予防の時代には情報が大事
病気や死をどうみるか

今、高齢化時代を迎え、また医療コストの削減の面からみても予防の時代が来ています。そうすると情報が一番大事になりますね。私のような情報を発信している医者って非常に少ないんです。またそうなると、ホリスティック・メディスン（代替医療）も重要になる。でも、どこまでが精神的でいいのか、どこから西洋医療の科学性を求めるかが難しい。何であれ我々は皆死ぬわけです。どんな立派な人でも。ですから私に言わせれば、病気にならないことも大事なことですが、病気をどのように考えるかも、それに劣らず重要です。いずれ病気になったり、死を迎えるとき、それをどう見るかということに向き合ってゆきたいですね。

なぜそう考えるか、少し、私のプライベートな話をさせていただきますね。

私は生理学という基礎学問を選びました。つまり、体の仕組みの研究です。臨床と異なり、手術や薬の投与はしませんから、医学部以外の人々はこの分野をあまり知りません。私は生理学の研究に一生を捧《ささ》げようと思っていましたが、当時、国内の医学部の専任の職はすべて埋《う》まっていて、助手になるのも困難でした。そこで、私と同じ生理学を専攻し、同級生であった妻も、研究を続けるにはアメリカしかないと思い、１９６５年に決断し、ニューヨーク州のバッファローの研究所に入ったわけです。人口１５００人の小さな村にある分室で研究をスタートしました。結局９年間、ここで私たち家族は生活することになったのです。

ところが子どもたちはアメリカ生まれで、日本語をうまく話せません。家では日本語ですが、学校、友人、テレビなどすべて英語です。そのうち私たち夫婦の英語の方がボキャブラリーが少なくなる。で、どうしても「あそこのブック《ほん》をブリング《もってきて》して」みたいに、変な英語になっちゃう。そうなると、日米どちらに永住するか、子育てで、すごく悩むわけです。アメリカは、その人が日本を捨てれば捨てるほど成功する可能性が高まる国なんです。悩んだ末、浜松医大ができたおかげで家族で日本に戻ることにしたのです。

しかし、急に帰国した子どもたちは環境の変化に適応しにくく、激しいいじめにあったりもしました。9年もいると、私もアメリカの考え方になっているわけですから、日本に戻ってきて、日本が自分の頭の中で思っていた日本と違っていたのにびっくりしました。例えば、義理人情なんて全然変わっちゃっていて。当時の日本的社会とぶつかることが多かったですね。

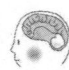

帰国後、日本社会への適応に悩んだ人は何を満たされたら幸せか？

アメリカは、あなたが他の人と違うところがあなたを救ってくれる、という教育をします。子どもが他の子と違うことを推奨《すいしょう》しますね。ところが日本は逆でした。私たちは、日本はきっと個性的な社会に変わっているだろうと期待して帰国したわけですが、ガーン！という感じでした。子どもは英語しかしゃべれないので、おかしな人間だなんて思われたり、私たちも子どもも大変でした。

　また、日本は一種の義理人情の社会であるにもかかわらず、昔のような控《ひか》えめな人の立て方をせず、相手と同質のふるまいの中で、できるだけ自分が優位になることを画策《かくさく》する傾向に変わっていました。ある部分、欧米的になっていないし、ある所は利己主義のような個人主義。悩みましたね。自分がこの日本社会に適応できるかと。

　こうした帰国後の悩みの他、自分の心を占めていたのが「人は何を満たされたら幸せなのか」という問題でした。帰国時に39歳。医学部の教授で医学博士だし、周囲からは何不自由にないように思われていました。

　ところが「これでなければ」という、自分しかできない何かを見つけられず、実はものすごく苦しんでいました。お前はこれが天職だ、研究でもこのテーマがお前に与えられた人生だっていうことを、どうしても見つけたかったんです。当時からそうした自分と向き合うため、宗教や心の問題について、あるいは禅について興味を持って実践《じっせん》もしていました。

　ある時、ある人が「脳と心、脳と宗教について書ける人は先生しかいませんね」と言ってくれたんです。その時、「あっ、これだ！」と自分の道が見えたように感じられました。自分以外に書ける人がいない、自分に与えられた運命だと思った瞬間、長年の悩みがうそのように消えましたね。帰国以来ずっと、自分の心を支配していた重苦しい人生観が変わったというか。51、52歳の頃でした。それが今、私がやっている仕事なんですが、自分の天職のようなもの、これを発見できたのは非常にうれしかったですね。

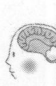

定年を考える時のキーワードは「人生の幸せとは何か」です

サラリーマンの方に言いたいのは、定年になってこそ人生が始まる、ということです。私も定年退職したわけですが、年をとってから重要なことは、何事にも意欲を持って取り組むことです。また、定年後の生きがいというのは、決してお金ではなく、やりがいのある仕事だと私は思います。

人生が85歳くらいまで延びた現在、定年60歳からまだ20年も25年も人生があります。社会にかかわり、社会に働きかける人生こそ幸せなのだろうと思うのです。私は最近、65歳ぐらいまで、いかに高い地位についても、その後は閑古鳥《かんこどり》が鳴くような人生では意味が薄いし、尊敬に値しないとすら思っています。ですから、本当の生き方は50歳代後半から決まるといっても過言ではありません。それは悩んだ末にたどり着いた、自分自身の経験からも感じています。

定年後の生き方を色々見ていますと、総じて言えるのは、東京に出ていい大学に入っても、定年後に何もすることがないという人が結構いるということです。地元に残った人たちは地元に勤《つと》めて、社長になったり、定年になっても相談役とか、地元の選挙で頼りにされたり、やることが一杯あって実力者が多いようです。いい大学出なきゃ人生おしまいってことはないですね。皆が猫も杓子《しゃくし》も東大法学部じゃなけりゃっていうの、おかしいでしょ。あそこ5００人ぐらい毎年合格するらしいんですけど、全国の大学受験生は50万人いるんです。49万9５００人が落伍者《らくごしゃ》のはずないですよね。人生はやる気さえあれば色々な道があると思うんです。

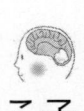

子ども、教育、サラリーマン これからの生き方、考え方

自分の人生の経験から、子どもに過剰な期待をかける親も多いようです。でも、第一に考えるべきことは、

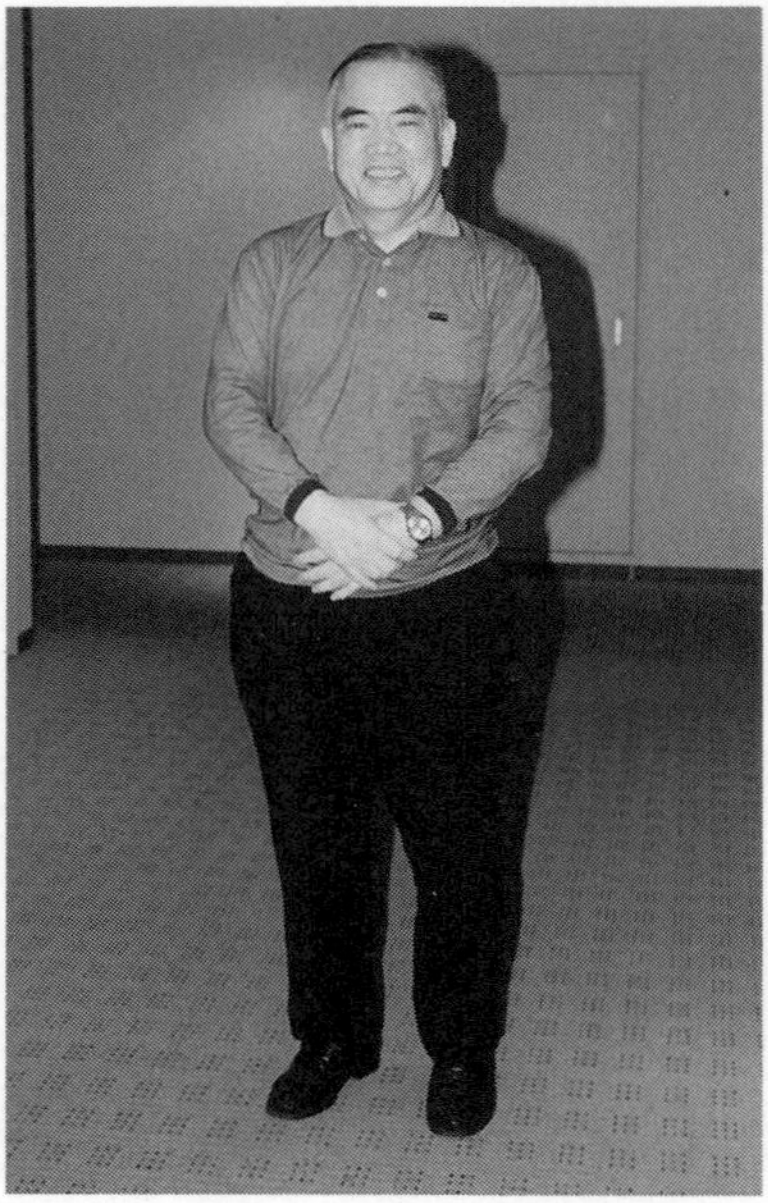

「定年後の時間こそ大事」と語る高田明和さん

子どもに対しあなたは、何を望むんですか、ということですね。小説家、ゴルファー、野球やサッカー選手、スマップだっていい。私はこれでなきゃ、という分野で能力があるならやればいいし、うまくいかなければ別の分野にチャレンジし直せばいいでしょ。親が自分の子どもをいい大学に入れたい気持ちは分かりますが、今のように、それじゃなければ世の中やってゆけないって考えは、根本的に間違っていますよ。

たしかに、将来が不安な時代です。親として一流会社の社長にしたいとか、外交官や官僚にさせたいっていう人は、そういう方向に子どもを持っていきたいでしょう。でも同時に、居酒屋をやったり、次々とホテルのチェーンを作ったり、健康食品でヒットさせたりして成功している人たちは、大勢の人を雇用し、生きがいを持って仕事していますよね。だから、これじゃなけりゃという人生観にとらわれすぎると、子どももそれじゃなきゃダメという価値観になる。それは非常に不幸です。

私は、最近とくに、サラリーマンって何だろうと思うんです。定年になると会社と一切関係すらなくなる。40年も何していたのだろうとなる。皆が皆、社長になれるわけではありません。そうでない人の方が圧倒的に多数です。本当はサラリーマンに対して疑問を持っているサラリーマンって案外多いんじゃないですか?

定年になって朝から晩まで何もしないとか、旅行ばかりしていても、辛《つら》いと思います。生きがいがないとね。２００７年頃から、いわゆる団塊《だんかい》の世代が定年を迎えます。もっと大きな問題が出てくると思いますよ。

今、社会問題となっている「ゆとり教育」っていうのは何か。私は子どもたちを勉強させることを悪いと言っているんじゃないんです。ただ、子どもにも能力差も好みもある。やりたい夢もあるわけです。親がこれでなければダメ、という形で決めつけるのが良くないという考えです。官僚のトップの事務次官がすべてでもなければ、何も総理大臣がすべてでもないですよ。今、技術分野でも、ダンスや芸術でも音楽でも、すごく力を発揮している若者がたくさんいます。自分のやりたい方向に行かせてあげる以外、方法はないですよ。失敗を恐れずにね。

　最近の風潮である、学校、学歴さえあれば必ずうまくいくというのは、ものすごく間違った考え方です。子どもをかえって不幸にしますね。

　ゆとり教育というのは、遊ばせておこうというのでなく、子どもたちが自分に何が向いているのかを見出《みいだ》す時間にすべきだと、私は思っているのです。チャンスは一杯あります。ゆとり教育で何をやってるかというと、結局土日も子どもたちは遊んでなくて、皆、塾に行ってるんですよ。これは間違ってます。親の判断能力が乏《とぼ》しいがゆえに、子どもを皆と競争させ、横並びにさせて安心するんです。

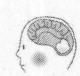

アメリカの教育は正しいと思う 他人と同じようにしないから

アメリカ体験に少し戻らせて下さい。実はアメリカの教育って、今になってみると正しいんです。私自身、他の人と違う生き方、仕事の内容を見つけたがゆえに生きがいを持って今、生きていられるので。例のホリエモンなんかが示しているように、これからの時代は、その人が他の人と違った能力を持っていればいるほど安心なんですよ。アメリカの教育でいう「他の人と違っていることがあなたを守ってくれる」ことを私は痛感しています。

　自分が一番これが得意だ、という何かを見つけ出すことが子ども自身にできるように手伝うこと、それが教育だと思います。親も教師も社会も。勉強もその一つでしょうね。ただし、周囲と横並びで同じことをやってゆく人生は、今後は危険極まりないと思うんです。

　アメリカではおもしろいんですが、才能のある人は才能を売って生きなさい。才能が特にない人は、時間を売りなさい。そういう基準です。ですから定年にな

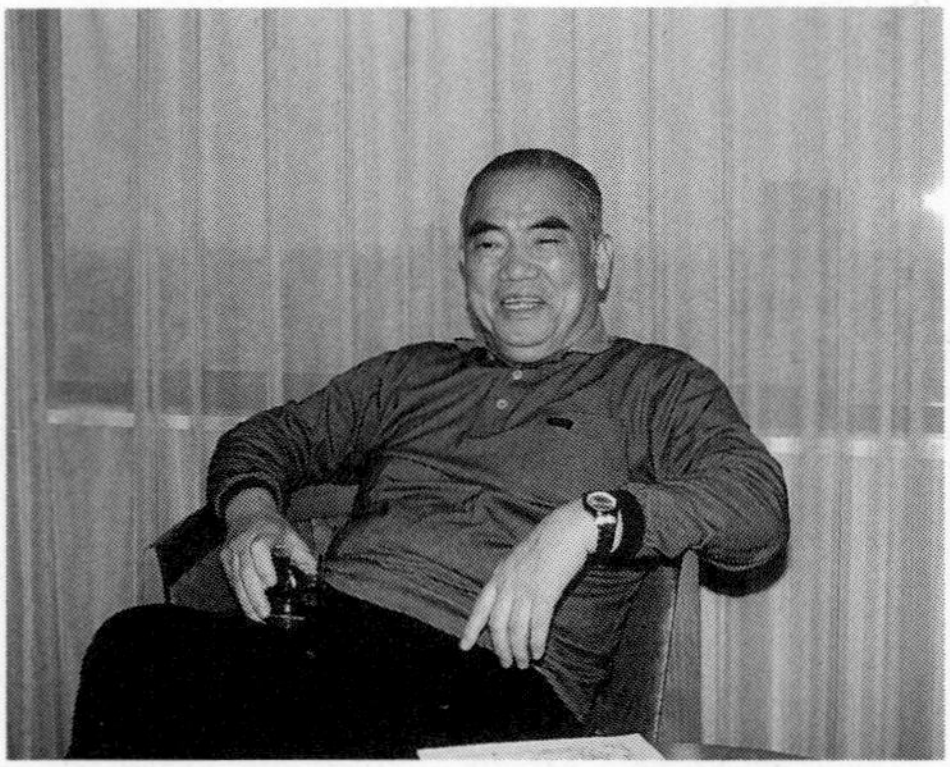

「脳を活性化させる努力を続ければ、定年後の70歳、80歳になっても生涯現役でいられる」を自ら実践している高田先生。

ると「長い間ご苦労さまでした」と必ず時計をくれるんです。「今まであなたは会社に時間を売ってきたけど、これからはその時間をあなた自身のために使って下さいね」という意味なんです。

ですから、定年後の時間こそすごく大事なんです。よく言われますが、若い人でも優秀だとどんどんトップに上がります。一方、アメリカ連邦銀行の総裁、グリーンスパンは80歳過ぎ、彼のように赫灼《かくしゃく》として働く年配も大勢います。日本は常にアメリカに遅れて社会変化をしますから、能力ある高齢者が責任ある仕事に就《つ》く時代が必ずくると私は思っています。

例えば私も70歳になりますが、今の仕事、生きがいは自分の能力によって成り立っていると思っています。多くの人にとって、これからの晩年こそ、今まで時間を会社に売っていたのを取り戻す、自分の能力で生きがいを発見する、絶好の時期がやってくると確信してほしいのです。

ただその際、いくつかの条件があります。一つは、近所づき合いでも、ボランティアに参加する時でも、現役の時の肩書きや、いかに自分は重要な仕事をしていたか、などを話さないように注意することです。地位、肩書きは定年後には邪魔になります。

次は、人に頼まず何でも自分でやる癖《くせ》がついているか、という点。私自身、定年後に執筆したり、講演やテレビで仕事をしますが、「頼まれてなんぼ」の生活に変わるのです。わがまま気ままな人間に仕事は来ません。周囲が好感を持つからこそ、あなたに仕事がやってくるのです。

キレやすいのも困りものです。脳の老化が関係しているのです。他人に頭を下げられないのも豊かな老後に結びつきません。

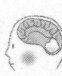

ハーバード大学卒業生の60年後金と運は明るさを好む

さて、生きがいのある老後にとって、最も大切な前提は何でしょうか。豊かな晩年を送る人の特徴を考えてみましょう。

ここにあげる追跡調査の結果は、ハーバード大学の卒業生と医師たちが60年近くかけておこなっているものです。人が歳《とし》と共に成長するには6つの重要な変化を遂《と》げなくてはならない、という結果は興味深いものです。調査は今も継続中です。

第1は自立。親とは違う人生観、親の経済的支援からの独立。この自立ができないと満足いく仕事や人間関係を成し遂げられないそうです。

2つめは親密化。結婚や友情です。3つめが仕事。自分の仕事と生きがいのことです。4つめは指導性。幸福な晩年を送っている人は、次の世代の人にも私心のない指導をする立場にあった人。5つめは、より社会全般のことを考えて生きること。6つめが、全人間性の確立。死に向き合い、それを恐れないような精神性を身につける努力の重要性です。

幸せな晩年は自らの生き方に尽《つ》きます。また概《がい》して子ども時代に幸福だった人は、晩年にも社会的つながりを楽しみ、家族ともうまく行き、友人も多く、精力的活動を楽しみながら人生を送っているといわれます。このことは日々の子育て、家庭のあり方の重要性を浮き彫《ぼ》りにしています。

この調査結果を参考にしながら、私たちが健康で充実した老後を送る上で大切なポイントは、物事をなるべく明るく考えることですね。昔から「金と運は明るさを好む」と言われます。

最近多いのは、50、60歳代のうつです。自殺する人が年間3万4000人強。このうち約60%が50歳代以上です。第一の理由は健康問題で約1万5000人。次は経済問題で約1万人。家庭問題が5000人と続きます。リストラや、やりたい仕事に就けないこと、家庭や子どもとの葛藤《かっとう》、結婚問題など外界で起きたことは、必ず自分の心で解決しなければなりません。これが絶望感、むなしさ、フラストレーション、悲しみ、恐れなどの感情を呼びます。引きこもりや自己嫌悪、また他人への非難にも発展します。

こうした中で、後悔しやすい人は、糖尿病や脳の障害が起こりやすいと考えられています。しかし、もともと過去はそのまま受け入れるしかありませんから、悩みの克服には、時効宣言を自分で自分にすることが大切です。「時効！」と声を出して言ってみましょう。ぜひ実行して下さい。

また、何があっても生きてゆく方法がないわけではありません。物は考えようです。気持ちを明るくして下さい。また明るい人と一緒にいると明るく考える習慣がつきます。

気分に色づけをすることも有効です。「すべてはうまく行く」「困ったことは起こらない」と繰り返し自分に話しかけるのです。明るい言葉は脳内に喜びをもたらす神経伝達物質のドーパミンや、心を安定させるセロトニンの分泌をふやします。明るい言葉には脳を作り変える作用があるからです。心を若くするには明るい人生観や明るい言動が重要で、脳もその結果、若返ります。明るいことを考えれば、明るいことが起こり、暗く考えれば暗いことが起こりやすいのです。成功の秘訣を書いた本にも、明るく楽天的な人が概《がい》して成功を収めるという例が多いようです。

また、相手の心をつかむ、ほめ上手になることも大切ですし、批判的でネガティブな人とはできるだけつき合わないことも人間関係のヒントかもしれません。

これらが生きがいや、脳を生き生きさせて、豊かな晩年を形成するポイントと言ってよいと思います。

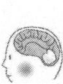

すべての人生は心を磨《みが》く時間
人間は皆平等、心に安心を求めよう

サラリーマンの人も自営業の人も、50~60歳代になるまで、一生懸命働いて、結果として子どもを育て、家を買ったりしてきたわけです。ひととおりのすべきことを終えたこれからの20~30年間が、本当に実力を試される時になると思います。そのためにもまず、健康が第一。その上で、初めて自分の力で生きがいを持つことができるわけです。

私自身、浜松医大時代と定年後の今を比べても、全然今のほうが充実してますよ。取材を受けたり、テレビに出たりするために、もっと勉強し、知識をつけようとも思いますし、相手を説得できるよう心がけますから。やればやるだけ満足できる、そんな時期にいるように思えます。

その中でも強《し》いて言えば、心を磨《みが》くということがすごく大事だと思っています。特にサラリーマンの人は、晩年につながるような本を読んだりして、私は求道《きゅうどう》主義と言ってるんですが、心を磨く生き方をすること。それが定年後の人生を必ず豊かにしますね。今後、ますます心の重要性が認識される時代が来ると思います。会社で人に使われていようがいまいが、すべての人生は自分の心を磨く「堂々」の時間なんです。

あらゆることが自分の心を磨く、心を豊かにするという目的でないなら、私は人生には意味がないとすら感じます。昨日より今日、今日より明日。より良くなること。

そうすれば、会社での苦労や我慢や努力は結局自分の心を鍛《きた》えることの時間帯だったと思えばいいんです。すべての時間が意味を持っているんですね。お金とか地位、名誉のためだと、それが満たされない人は全部おしまいってことになってしまいます。定年後に趣味を始めた人も、それが心を鍛《きた》える求道《きゅうどう》の時だと思えば意味を持つのです。むなしいことなんか何もないのです。

人間は皆平等。生まれて、やがて死ぬわけです。正しい人生観を持てば、全員が幸せになれるはず。生まれつき頭がいい人だとか、健康な人だけが幸せになれて、そうでない人が不幸せになるというのは、明らかに間違いです。

自分で自分の心の安心を求める以外に、人生には意味はない、私はそう断言してもいいと思っています。

（取材／高橋利直　文／柴田敬三）

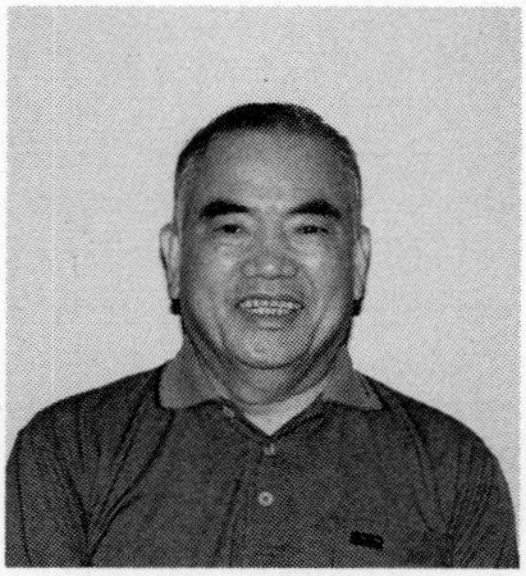

常に脳を生き生きさせていれば、人生に悩むことなんか何もない、と高田先生。

若さと美しさと元気を保つ食のすすめ

長生きの源は食習慣にあり

永山久夫（食文化史研究家）

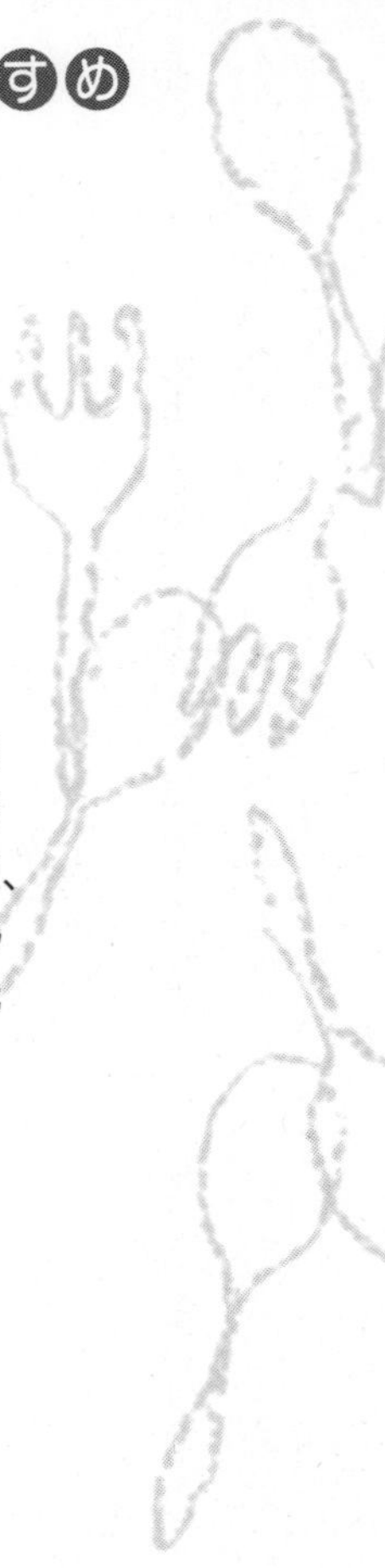

長寿村で、元気で長生きしている人は、必ず抗酸化作用を持つ成分がたっぷり含まれた食べ物を、毎日食べることが習慣になっています。この抗酸化作用を持っているのが、納豆、味噌、醬油などの日本の伝統的な食べ物ですと、永山さんはいいます。体を丈夫に、脳をイキイキさせて100歳まで元気な、脳と体の健康長寿法についてお聞きしました。

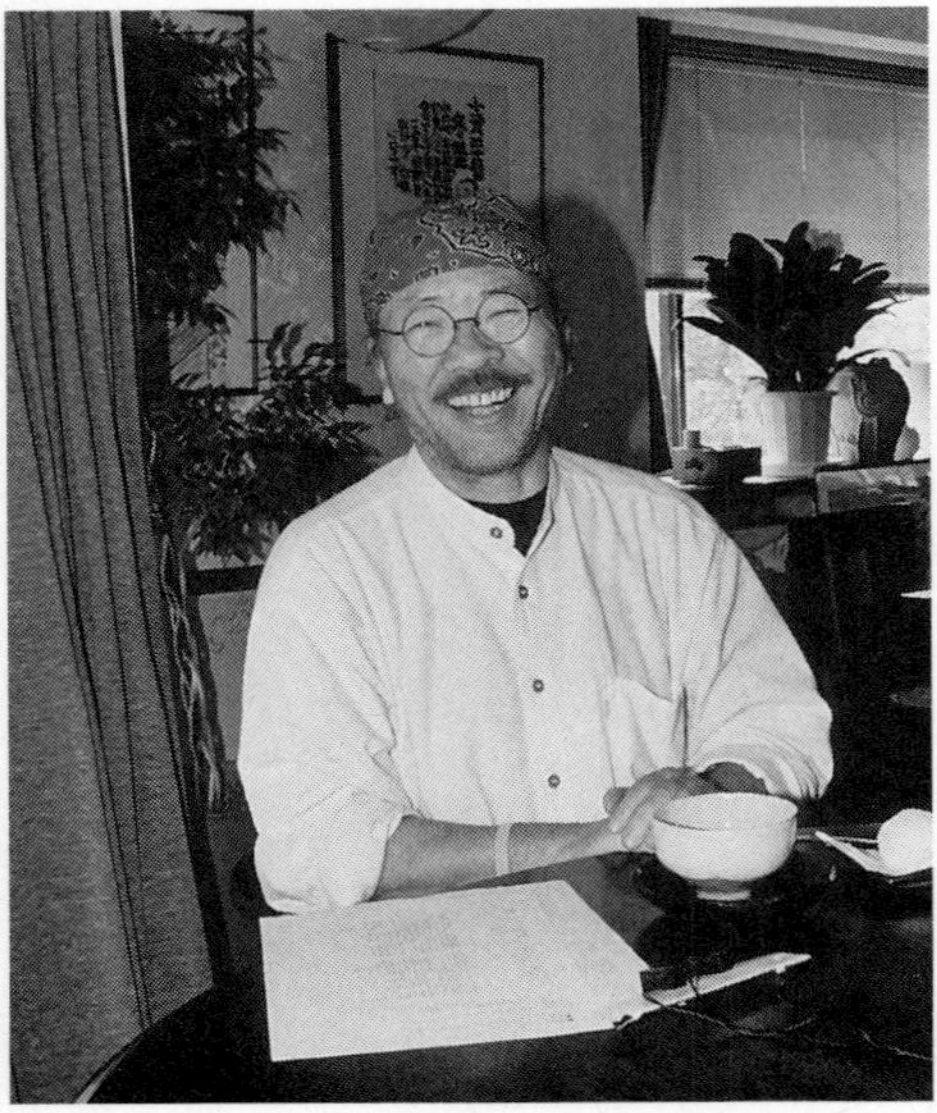

ながやまひさお
1932年、福島県生まれ。食文化史研究家。食文化研究所、綜合長寿食研究所所長。西武文理大学客員教授。古代から明治時代までの食事復元研究の第一人者。長寿食や健脳食の研究者でもあり、長寿村の食生活を長年にわたり調査している。著書に『永山豆腐店-豆腐をどーぞ』（一二三書房）、『頭イキイキ血液サラサラの食事術』（講談社＋α新書）、『和食の起源』『日本人は何を食べてきたのか』（青春出版社）、『万葉びとの長寿食』（講談社）、『健康食なっとう』『健康食みそ』（いずれも［社］農山漁村文化協会）、『和食のすすめ』『ひとり鍋のすすめ』（春秋社）、『日本古代食事典』（東洋書林）、『100歳食入門』『みそ和食』『100歳食 レシピ編』（家の光協会）ほか多数。

四季と自分の体調を同調させる日本人の生き方

長生きをしている方たちから学ぶ点は、たくさんあります。共通しているのは、脳、骨、腸が丈夫なことです。

骨が丈夫だというのは、よく歩くからです。あるいは、ふだん食べている物に骨を丈夫にする成分が多いのだと思います。ですから自分の行きたいところに自分の足で行けるのです。で、そういうことがまた次の段階の長生きに結びついていくというふうに、うまく循環しているのです。これを健康循環といいます。

人は、春、夏、秋、冬の四季と自分の体調を上手くシンクロナイズ（同調）させることで健康を保《たも》っています。これが環境循環。私はこの環境循環が健康循環を生み出しているのだと思います。昔の日本人はみなそうでした。そのような、日本列島で生活する知恵みたいなものが、今でも残っているのが長寿村だと思います。

その知恵の典型が「おかず畑」です。おかず畑というのは、家のまわりにある畑で、家族のおかずにする野菜を作る畑のこと。ビニールハウスではなく路地栽培の畑ですから季節の野菜しか作れませんが、その季節の野菜、旬《しゅん》の野菜が食べる人たちの生命力を強化しているのだと思います。

毎日採れたての新鮮な野菜を食べているのですから、ビタミンCやベータ・カロチン、ポリフェノールなどの抗酸化成分が多い。長生きしている方たちは活性酸素を消去する成分の取り方が上手いのですが、その供給地が、おかず畑なのです。

古い童謡に、「花咲か爺《じい》さん」の歌がありますね。その歌の中に「裏の畑でポチがなく、正直爺さん掘ったらば、大判小判がざっくざっく」とありますね。あれですよ。昔の日本人というのは皆、おかず畑を持っていて、そこからは旬の野菜という〝宝〟が出てくると比喩《ひゆ》したのですね。季節に合わせて作物＝宝が作られているわけです。

野菜の数を調べてみますと、最低でも5種類の野菜が作られています。春には春の野菜が5種類、夏には夏の野菜が5種類。秋も冬もそれぞれ5種類……、それを全部、自分で作って、自分で食べるわけですから、農薬はもちろん使いません。虫がつくと手でつぶしたり、土のなかに埋めたりしていました。季節と非常によく連動して生活していたのです。

長寿者は肉体年齢が若く苦しまないでぽっくり死ねる

日本の場合は、その季節に食べなければならない食物を上手に摂《と》っているから、世界で一番長生きができるのだと思います。

暦《こよみ》の年齢と実働年齢あるいは肉体年齢という言い方がありますね。暦年齢は誰でも誕生日が来れば1歳、歳をとりますが、実働年齢あるいは肉体年齢は個人差が大きいのです。長生きしている方たちは、肉体年齢が若い。肉体年齢が若いから発想力もしなやかで若い。つまり脳が老化しないということです。

それから、たいがいの長寿村には坂が多い。自分の家を出れば、その坂を下がるか上がるかしかありませんから、家を出ることが運動になっています。ですから、ライフスタイルそのものが季節と連結して回転していくし、それが健康循環につながっていくのだろうと思います。そういう生活をしていますから、95歳くらい以上の方というのは、苦しまないでぽっくり死んでいけるんですよ。

小林一茶《いっさ》が、「やせがえる負けるな一茶ここにあり」という俳句を作りました。小林一茶が64歳のときに作った俳句に、「ぽっくりと死ぬが上手な仏哉《かな》」という句があります。一茶はその翌年、65歳で死んでいます。病気がちだった人ですから、大往生できたかどうかわかりませんが、「ぽっくりと死ぬが上手な仏哉」というのはたぶん、日本人の誰もが持っている願望のようなものだと思うのです。ぽっくりと死ぬのは、やはり、健康長寿じゃないとできないですね。それを長寿村から教えてもらったような気がします。だから、私もたぶん、長生きして、ぽっくり死ねるでしょう（笑）。

ところで、かぐや姫のお爺さん、お婆さんは竹やぶのそばで生活していました。桃太郎のお婆さんとお爺さんは、山の近くで、川が流れているような所で、ふたりで生活しているわけです。病気になっても、救急車も何も来ないでしょう。よほど健康に自信がなかったら、そういう所では生活できませんね。村はずれに、お爺さん、お婆さんたちが住んで、生きていたということは、童話の中にいくらでも出てきます。昔は、それが当たり前で、お爺さん、お婆さんは丈夫でした。そのような日本独特の、歳をとってからの健康管理の知恵は、今も長寿村で生きています。

しかし、高度成長期にお年寄りたちも影響を受けて、それが崩壊しつつもあります。でも、そこからまた、なぜ崩壊したんだろうかと、私たちは学べばよいと思います。その人なりに答えを引き出すことができれば、それは反省点になります。自分の中に、そういう失敗はもうしないという意識が出てくれば、もっと飛躍《ひやく》して、もっと長生きできるのではないかと思います。

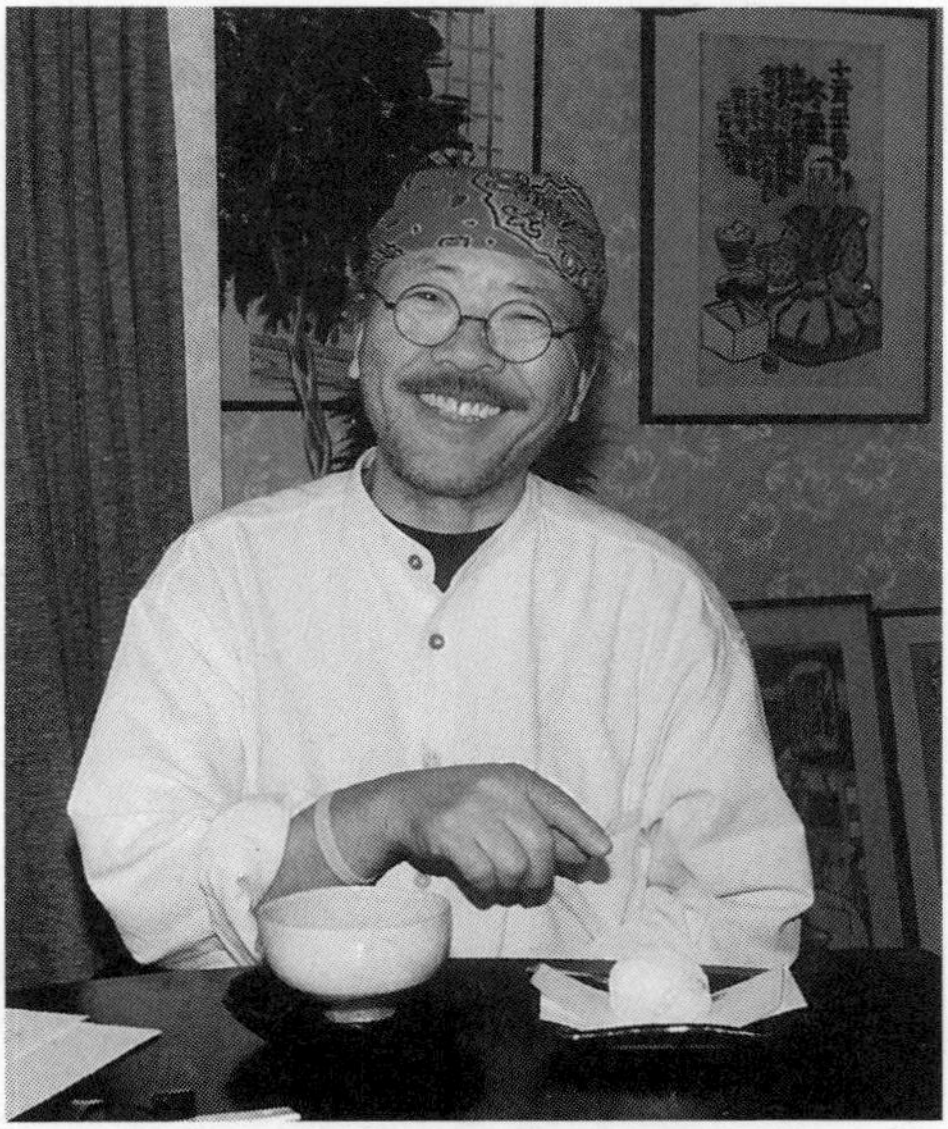
在宅で自立している長寿者は、明るい、よく笑う、よくお茶を飲む。そして、好奇心が強い、頭の回転がとてもスムーズ。

脂肪の摂りすぎで長寿県から脱落した沖縄

失敗例のひとつを沖縄にみることができます。沖縄はついこの間まで日本一の長寿県でした。男性も女性もナンバーワンでしたが、男性は26番目になってしまったのです。女性は今でもナンバーワンですが、男性は26番目になってしまったのです。その原因は、食べ方の変化が大きいと思います。男性の3大栄養素の摂取比率をみると脂肪が31％です。

日本人の祖先が日本列島に住みついてから1万年以上になりますが、日本人の民族的な遺伝子から考えても、1万年の日本民族の食の歴史から考えても、31％も脂肪を摂って、よいことはあまりないと思います。日本人独特の健康のあり方からすると問題が起きないほうがおかしいですね。

今、沖縄と同じようなことが日本全体で起こっています。沖縄だけの問題ではないのです。厚生労働省によれば、脂肪から摂るカロリーの上限は平均して1日に25％です。1日に摂るカロリーのうち、脂肪から摂るカロリーを20％から25％以内におさめようといっています。日本人の全体が27％で、30％は目前です。そうなると、高齢化問題だけでなくて生活習慣病対策が大きな国家的問題になってくるでしょう。

日本人は今、だいたい1日に２０００キロカロリーを摂っていますが、そのうちの30％というと６００キロカロリーを脂肪から摂っている計算です。これは摂りすぎです。せめて4分の1ぐらいに抑えたいですね。

ただ、脂質は少なすぎてもだめです。というのは、長寿村によく行っているのですが、長寿の人はどちらかというと小太りです。痩《や》せてスリムな人は少ない。脂肪を摂りすぎてはいけないのですが、痩せていて脂肪を摂らないのも問題があります。１００歳くらいまで生きた人は、たいがい按配《あんばい》のいいところに生きる知恵とかバランス感覚を持っていると思います。

ところが、今の中年以下の人たちは、バランス感覚は壊れかかっているのではないかと感じます。焼肉レストランやファミリーレストランがどこにでもあります。焼き肉とかファミリーレストランのメニューの味つけは脂の場合が多いような気がします。脂はうまいものだと、日本人の舌感覚に染み込んでいます。それをどうやって洗い流すかということが大問題になってくると思います。

日本人は平均すると1年間に1トンの食品を食べていますが、沖縄の人の場合は、その3分の1が脂肪になっています。これは明らかに摂りすぎです。お年寄りはそんなに脂っこいものは食べないはずですから、子どもや若い人たち、中年の人たちが食べているのだと思います。ファミリーレストランやコンビニの食品は、基本的に脂肪で旨味《うまみ》を出す作り方が多いと思います。脂肪はそれほど価格が高くないですからコスト的にも、安くできます。しかし、健康のためには安いからよいというものではありません。健康をどうして維持するのか、日本人一人一人、学習することが必要になってきていると思います。しかし、みなそれほど学習していないと思います。まあ、昔は学習などしなくてもそんなに物が多くなかったので、季節ごとに旬《しゅん》のものを食べていれば良かったのです。今はそれが難しくなってしまいました。

「日本へ行って長寿食を食べよう！」日本人の「長生き」が観光資源になる

日本人が病気になって医療費にかけるお金は、１年間トータルで31兆円です。国家予算が約85兆円ですから、いかに多いかということです。それが毎年、１兆円ずつ増えているそうです。

しかし、まだ戻る気があればまだ戻れます。それには正確な情報を自分で学ぶほかはありません。今は、自分で判断する能力があれば、いくらでも正しい情報を入手しやすい時代です。情報化を自分の健康に生かすために使う時代になってきました。正しい健康情報を上手く生かせる人は病気もしなくなると思います。

現在、日本には１００歳以上の方が2万3千人います。今年また、５、６千人くらい増えると予測されていますから、１００歳以上の方が加速度的に増えます。

それがずっと続いてほしいと思います。そうすると老人文化が生まれてきて、時代が面白くなってくるのではないでしょうか。

老人文化とは、別に面倒《めんどう》くさいことではなくて、とにかくあと1年長生きできるように努力するということ。1年が無理なら、あと1カ月がんばろうとする。そうすれば、日本人全体の寿命が、さらに伸びてゆくと思います。あと1年、半年、1カ月でもいいですよね。1日でもいい。「ああ、もう危篤《きとく》ですよ」といわれたら、「意地でも生きてやろう」と自分の寿命にチャレンジしてほしいと思います。そのトータルが日本人全体の健康意識を高くすると思います。

そうすることで、さらに日本人全体の長寿記録も伸びるのではないでしょうか。長生きしようと努力することが老人文化だ、と思っています。1分でも1秒でも、1日でも1カ月でも、とにかくみんなが長生きしようと努める。その結果として、もっともっと、長寿記録も伸びていくと思います。

そうなれば、21世紀には日本人の長寿が観光資源になると思います。つまり、「日本に行って長生きしよう」とか「日本に行って長寿食を食べよう」など、観光しながら体質改善して、自分の国に帰って長生きしようなど、「長生き」が観光資源になってゆくと思います。

総理大臣の小泉さんも、もっと観光客に日本へ来てもらいたいと言っていますが、いまのホテルや温泉旅館が出している食べ物ではダメだと思います。どこに行ってもカニが出るし、鮮度の落ちたマグロが出てきます（笑）。そういう馬鹿馬鹿しいことをしないで、その土地の素朴《そぼく》なものを提供してくれるのが一番よいことだと思います。そういう点で、経済バブル時代がまだ後遺症として残っていると感じます。それを払拭《ふっしょく》するために勉強してほしいですね。

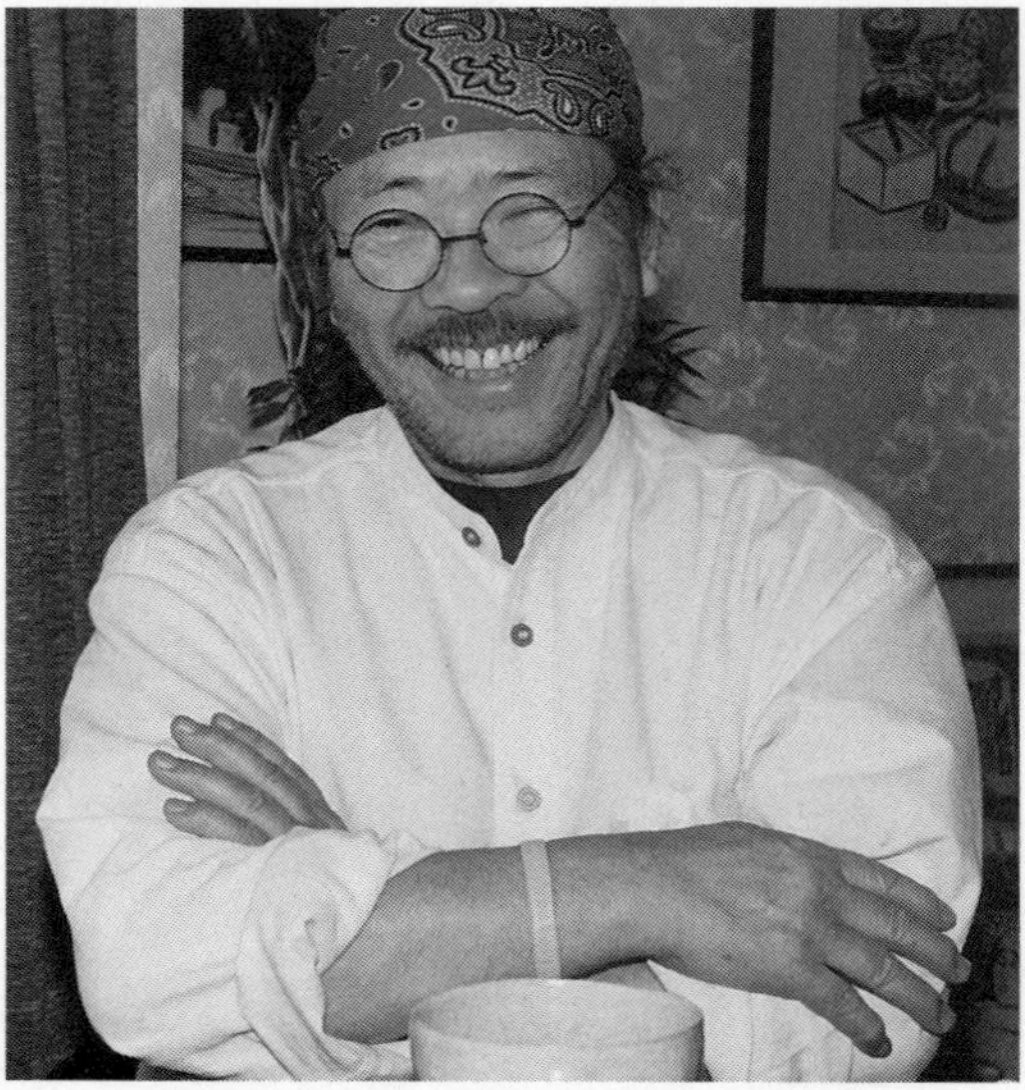

日本人の長寿食は、情報化時代の頭脳力向上食でもある。長い人生を面白く、愉快に100歳にトライしてみませんか。

生きた菌を含む食品をたくさん摂《と》る長寿食のキーワードは「プロバイオティクス」

先ほど、健康なお年寄りは、脳、骨、腸が丈夫で若いと言いました。腸が丈夫、若いというのは便を見れば分かります。ところが、最近は長寿村でもトイレが水洗になってしまって、元気なお年寄りの便がどういう状態で排泄《はいせつ》されるのかわからなくなってしまいました。昔はお婆ちゃん、お爺ちゃんたちは形のよい便を排泄をしていました。なぜこんなに色も形もいいのか。その秘訣《ひけつ》はプロバイオティクス（口から摂取され、宿主・人間の腸内微生物のバランスを改善する働きをもち、人体によい影響を与える生きた微生物）です。

日本人は昔から糠漬《ぬかづ》け、納豆、味噌、醤油《しょうゆ》など生きた菌、生菌効果の高いものを上手に食べてきました。生菌効果の高い食生活をしていた人たちが長生きしています。それが現在の長寿村のお爺ちゃん、お婆ちゃんなのです。

誰もガンや心臓病、脳卒中などになりたくありません。そうすると、何を食べているか、ということが非常に重要になってきます。そこで重要なのがプロバイオティクスです。生きた菌が腸のなかに入り、生きた状態でその人の健康を維持するような働きをしますので、そういうものを摂る必要があります。

それには、乳酸菌を摂ってほしいと思います。長寿の人は乳酸菌をうまく摂っています。乳酸菌というとすぐヨーグルトを連想するかもしれませんが、あれは動物性の乳酸菌です。長寿村の人たち植物性の乳酸菌を実に上手く摂っていると思います。まず、味噌に乳酸菌が含まれています。糠漬けにもタクアン漬けにも含まれています。味噌に含まれていますから、味噌汁を通して乳酸菌や麹菌《こうじきん》など、プロバイオティクスに役に立つ菌を摂っています。

ひとつ気をつけてほしいのは、乳酸菌や麹菌は熱に弱いので味噌も使い方で死んでしまうということです。味噌汁を作るときに、昔から「味噌は煮えばな」といいますが、「味噌を入れたらすぐに火を消せ」という意味です。味噌の香りが一番出るのは温度がほぼ90度のときです。１００度にしたらダメです。味噌を入れた時点で、味噌汁の温度は90度くらいですので、そこで火を消しますと、むしろ雑菌が死んで乳酸菌や麹菌などが生き残るのです。ですから非常に良い状態で体内にはいります。納豆には乳酸菌ではなくて納豆菌が含まれています。日本人はヨーグルトを摂らなくても味噌や納豆で腸の中を丈夫にしてきた民族なのです。

小豆《あずき》系食品と生活習慣で ハピネスホルモンのセロトニンを増やす

それと、日本人はお茶が好きで、お茶菓子が好きです。饅頭《まんじゅう》や羊羹《ようかん》、餡《あん》ころ餅《もち》などには、小豆系の甘いものが使われていますよね。

甘い物はブドウ糖になりやすくて、単糖類ですから脳にすぐ入ります。すると、セロトニンが増えます。セロトニンはハッピネスホルモンといわれています。セロトニンの原料は、朝日を浴びたりしても出てきます。頭の上に手を上げて回すようなしぐさや踊るようなしぐさ、太鼓《たいこ》を叩いても、歌ってもセロトニンは増えます。

セロトニンの原料は必須アミノ酸のトリプトファンです。トリプトファンは旨《うま》みのもとで、味噌、胡麻、卵、バナナなどに多く含まれています。そのハッピネスホルモンのセロトニンが、お爺ちゃん、お婆ちゃんを明るくするので、いつもにこにこしているのです。自然と冗談も出てきますので、脳からますますセロトニンやドーパミンなどが出やすくなります。そうすると免疫力も強くなりますから、病気をしなくなるのではないでしょうか。というのも、笑うことで、ナチュラルキラー細胞も増えますから。ガンにもかかりづらい体質になっていきます。

セロトニンは夜になって暗くなるとメラトニンに変化します。メラトニンというのは睡眠導入剤ですね。ですから、幸せな人は熟睡できるのです。免疫力は寝ている間に強化されるといいます。寝ている間にというのは他にあまりエネルギーを使わないので免疫力をストックできるのです。それこそ、健康循環ではないでしょうか。

健康循環は、環境循環とつながっていることが大切です。ですから、自分の環境を健康循環に結びつくような形に変えたほうがよいと思います。私はずっとマンションに住んでいたのですが、7年ほど前にちっぽけですけど畑のある土地に引っ越してきました。東側に窓があれば、朝、そこを開けると太陽の光が入ってきますね。そうするとセロトニンが発生しやすいのです。夕方には、反対の方向に夕日が沈みます。すると非常に落ち着いた感じになってきてメラトニンが出てきます。昔の農家の家の造りはそのような向きをしています。

地形が悪いところは病人が出やすいといいますが、それはセロトニンが出にくいからです。昔の人は健康に生きるための知恵がありましたが、今それを知っているのは、お爺ちゃんとかお婆ちゃんだけのような気がします。

ところが、今は、お爺さん、お婆さんは、老人ホームなどで過ごす場合が増えているような気がします。お爺さんやお婆さんは昔からの生活の知恵を持っていますが、都会では生かされないだろうと思われがちです。しかし私はそうではないと思います。風邪《かぜ》をひいたときなどにどうするかを一番よく知っていますし、お腹をこわしたときもそうです。代替療法などというと堅苦しくなりますけど、そのような知恵が代替療法の基礎です。

それこそ、風邪をひいたときには生姜湯《しょうがゆ》を飲むとか葛湯《くずゆ》を飲むなどです。昔は葛などはいくらでもありましたから、自分で採ってきて葛湯を作りました。葛根湯、ネギ汁を熱くして飲む、生姜湯などいろいろあります。

昔の日本人には、お腹をこわしたときに大根おろしを食べれば治るくらいの力がありましたが、今はないかも知れませんね（笑）。いろんなものを食べすぎていて複雑な病気になっています。セロトニンを発生しやすい環境にして、自分もそこに同化していく……、単純にすればよいと思います。

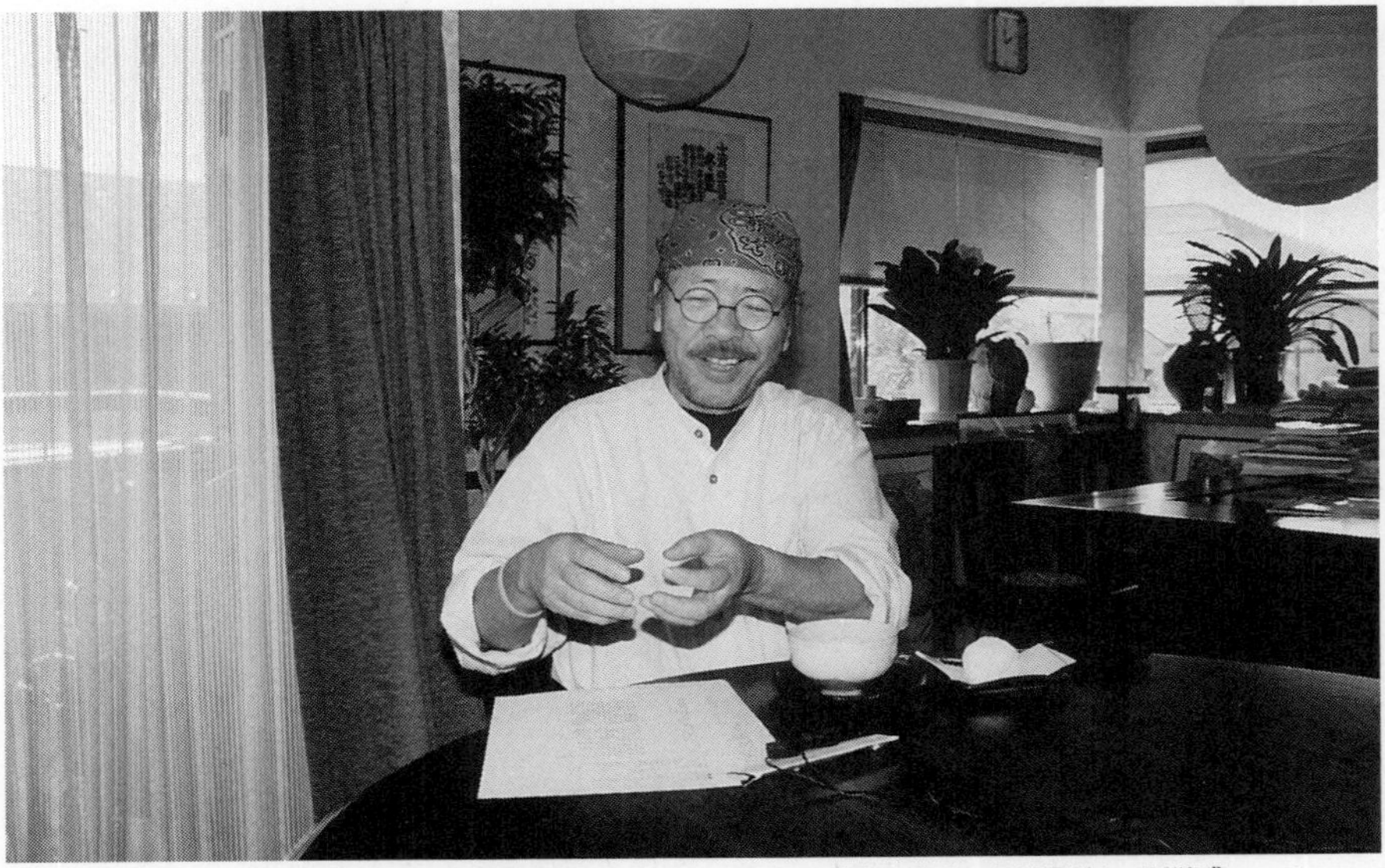

長寿村が増えている反面、残念ながら短命村も少なくない。原因は、油脂と塩分のとり過ぎや、孤独感、過疎化によるストレスなど。

活性酸素を除去する食品のトップは小豆。昔は毎月1日、15日に小豆ご飯を食べた

２００４年の暮れ、ニューヨークで「日本の女性はなぜ長生きするか」という演目で講演をしました。取り上げた食材はコメと大豆と魚です。そして、一番関心が高かったのはセロトニンでした。講演のあとの会食パーティで、たまたまアメリカのお医者さんと同席しました。アメリカ人は平均すると、歳の取り方が早いといいます。脂肪を摂《と》りすぎているからです。それでも長生きをしている人はたいがい何かの仕事を持っている、現役だそうです。そういう人の中に１００歳まで元気な人が多いそうです。その人たちに共通しているのは、まず穀物を食べる比率が高いということ。

それから、非常に明るい。そのお医者さんも、いまアメリカでもセロトニンが大変な話題になっているとおっしゃっていました。なぜかというと、アメリカでも高齢化社会になってきて、元気で長生きするためには食生活をどうしたらよいのか、日本に学ぼうということのようです。

彼は、日本人の食べ物にはセロトニン含有量が多いのではないかというのです。確かにそうです。魚やゴマ、大豆系はトリプトファンが多く、セロトニンを作り出す成分が含まれています。日本に帰ってきた直後の新聞に載《の》っていましたが、アメリカの農務省はアルツハイマーと闘う食べ物、脳卒中や心臓病と闘う食べ物に共通するものは活性酸素だと捉えて、活性酸素を消去する力の強い食べ物として、20種類の食品を発表しました。よくここまで調べたなと驚きましたが、そのトップが小豆です。イチゴなども入っていますが、ベスト20のなかに豆系が特に多くなっています。

アルツハイマー、心臓病、脳卒中も基本的には活性酸素が原因です。ですから、そのような病気にかかりたくなかったら活性酸素消去能力の高い食べ物を食べなければダメだという発想です。そのトップが小豆なのです。これは非常に説得力があります。抗酸化作用のあるアントシアニンとサポニンが豊富だからです。

日本では塩が騒がれますが、アメリカではカリウムを問題にしていました。日本人は１日に12グラムぐら

いですから、塩を摂りすぎていると指摘していました。確かに塩の摂りすぎはよくありません。アメリカ人は8グラムぐらいでしょう。

日本では塩の摂取を10グラム以下にしようといいますが、10グラム以下になったためしがありません。現在では逆に少し増えています。おいしく料理しようとすると塩っぱくなってしまいます。

アメリカでは、むしろカリウムを摂ってナトリウムを消したほうがよいといっていました。小豆にはカリウムがたくさん含まれています。ですから、逆に日本人のほうが、素晴らしい食文化を忘れてしまったのではないかと思います。

ついこの間まで、旧暦の1日と15日に小豆ご飯を食べる習慣がありました。今それを考えてみれば、2週間ごとに小豆ご飯を食べることによって、抗酸化成分を摂っていたのです。それを現代から見れば、とても科学的で、最も進んだ食べ方であったということになります。日本人の食文化の知恵がだんだん少なくなってきて、油っこいものに取って代わられたということは、さびしいですね。日本人の伝統的な食べ方や食材は最も進んでいたと思います。

アメリカでは国民健康保険のようなものが少ないので、医療費がかかります。貧富の差が拡大したりすると、金持ちはよくても、収入の少ない人は困ります。そのアンバランスをなくすために、農務省はいっしょうけんめいになって研究をしているのです。

ストレスも緩和するセロトニンは心のサプリメント効果がある

今、食育の問題が取り沙汰されていますが、子どもの食の問題が深刻です。

大きくいえば、宇宙環境や地球環境、環境循環や健康循環ということが、みんなリンクしていると思います。ですから、どこかで歪《ゆが》みが出てくると、全部が歪んでしまう。現代人の生き方を見ていると、ちょっと歪んでいるという感じです。それを軌道修正して、歪みがない状態とはどういうことか、学ばなければいけないのではないでしょうか。

食育とも関係ありますが、人間は生物循環をうまく把握しきれていないのではないでしょうか。抗菌グッ

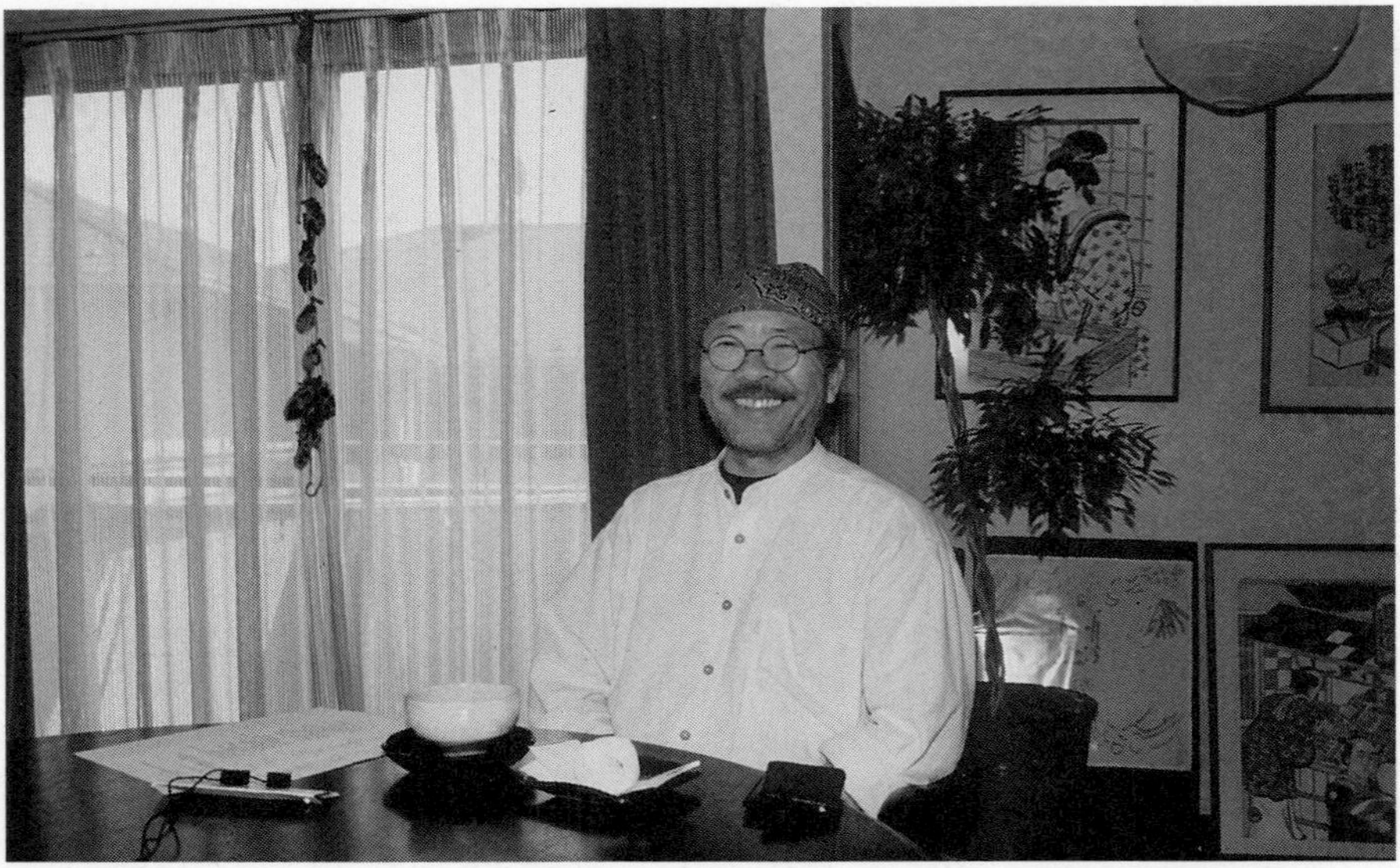

日本人の長寿者の共通性は、ご飯、みそ汁、漬け物、納豆、豆腐といった大豆食品、野菜、海藻、山菜など和食です。

ズみたいなものがありますが、微生物はみな敵だというわけです。日本のような湿度の高い国は100％除菌なんてできません。大腸菌をはじめさまざまな菌がいっぱいいます。そういう菌を全部排除しようとして殺菌することが問題です。自分から自然を見るのではなく、一度、自然の方から自分を見てみたら、もっとよい生活環境のなかで共存できるのではないでしょうか。それができなくなっていることに問題があると思います。

ずっと以前、水洗便所がなかったころは、便所は家の外にありました。今、トイレットペーパーはロールの紙ですが、昔は新聞紙を切って重ねて、それで便を始末しました。お母さんは忙しいから手なんて洗う暇がありませんから、そのまま家に帰ってきて、糠味噌を攪拌《かくはん》したりします。するとお母さんの乳酸菌も糠味噌漬けに入っていったと思います。糠味噌漬けは乳酸菌の牧場みたいなものですから、いろいろな種類の乳酸菌が混《ま》じって、それが子どもに伝わりました。そういう環境ですから、丈夫《じょうぶ》に育ったのだと思います。

そのころ、学校から帰ってくると、机の上に大きなオニギリがおいてあり、上にハエがとまらないように蚊帳《かや》がかけてあり、脇に「山の田圃《たんぼ》に早く来い」などと書いてある手紙が置いてありました。「お父さんたちがそこで一生懸命農作業をやっているから手伝え」という意味ですね。それで、手伝いをして、空が夕焼けになって帰るころには、カラスが鳴いて山に帰っていく時間帯になる。里山が近いから、キツネやタヌキが出てくる。すると、悪いことをするとキツネにバカにされるとか、そういう今では信じられないような環境がどこにでもありました。

成長するにつれて、いろいろな情報が入ってきて、キツネは人間をだまさないとわかってきますが、なんとなくバカにされたような、そういう瞬間を感じたりするなかで成長しました。すると、いやおうなしに、「人間はいろんなものといっしょに生活している」「山や川の環境のなかで生活している」ことを実感できました。今はタヌキも出てこない。クマは出てきますけど（笑）。

今では外に出ると危ないオジさんとか、オバさんがいるので、子どもたちを外で遊ばせませんね。ではなぜ危ないオジさんとかオバさんが増えたのか。そのひとつの原因に成果主義があるのではないでしょうか。企業の90%がいま、成果主義で、成果を上げない人は評価されない。すると、自分の居場所がだんだん狭くなってしまいます。ものすごくストレスがたまると思います。

うつやストレスで毎年、自殺者が3万人以上。こんな国は他にない

そのストレスをどこかで発散しないと脳が壊れてしまいますから、軌道修正のために、そこで爆発するわけです。それで弱いものを殺傷するような行為に走ってしまったり、それもできない人は自殺してしまう。1年間に3万4千人以上も自殺していますよね。交通事故死が1万人を切っていますから、交通事故死よりも多い。1日当たり100人死んでいます。こんな国はないと思いますね。そのようなこともひっくるめて、環境循環と健康循環がうまくいってないと思いますね。

その循環をうまくさせるためのひとつの方法が、セロトニンにあるのだろうと思います。生きる意欲の強

い人は健康状態もいいでしょう。ですから、そう簡単に病気もしない。すると、新しいことにチャレンジしようとする意欲も湧《わ》いてきます。人生そのものが面白くなってきて、それが地域の人たちに喜ばれます。絵や書で入選する力を出せるような人だったら、また新しいセロトニンが出てくるでしょう。成果主義では、左脳を使わなければ成果をあげられないので、多くの人が左脳ばかり使って、右脳を使わなさすぎます。ですから、社会や国のシステムが病人を作っていると思いますね。

子どもだって同じです。日本人の子どもたちの能力が最近、とても低下していますが、これも左脳ばかり使って知識を詰め込むことへの反発で、勉強しない子どもたちが増えているということでしょう。

日本人はもともと、俳句などをみても、感性が豊かで右脳人間が多い国だったと思います。そこが今、日本人に欠如《けつじょ》しています。政治家を含めて右脳欠落人間が多すぎますよ。右脳が発達していれば、季節の変化が美しいと感じられるでしょうし、夕陽がきれいだと感じられるでしょう。そうすると、思いやりとか、やさしさが生まれてくるはずです。

つまり、右脳は、セロトニンを出しやすい肉体に改造するための発想力の源泉なのです。その意味でも、生き方をちょっと変えることでもっと楽になると思います。楽になるということは力を抜くということで、今まで気づかなかったことにも気づくようになります。そうなったら、価値観まで変わってきます。通勤電車にギュウギュウ詰《づ》めにされて生きなくても、別の生き方が見つかるかもしれません。そうすると、健康状態がもっとよくなるかもしれません。

ですから、セロトニンは心のサプリメントです。長寿村に行くと、そういうことを実感できるのです。朝起きると、手を合わせて太陽を拝《おが》みます。

コメを食べてきた日本人には肉食は無理
おかず畑のある環境を
生活の知恵として残すことが大切

私は毎年のようにアメリカへ行っていますが、アメリカ人と話をしていると、「アメリカ人はなぜこんなに明るいのか」と思います。私はそれを素朴な質問として聞きました。すると、「アメリカ人はセロトニンが出やすい民族だ」と言っていました。

アメリカ人は肉食といっても、牛肉は赤身の肉ですから、日本人が食べる霜降《しもふ》り牛肉とはちょっと違います。サシの入った霜降り牛肉、あれを日本人は大好きですよね。人間にあんなにサシが入ったら、生活習慣病ですよ（笑）。

ただ最近、アメリカ人もあの肉は旨《うま》いと言い出し始めているらしいのです。ですから、これから状況は悪くなるかもしれないと言っていました。アメリカの牛肉を食べてみるとわかりますが、本当に厚くて赤い肉です。なるべく脂がつかないように放牧して、草を食べさせて飼育しているのです。そうすると、赤身が増えます。蛋白質《たんぱくしつ》が多くてアミノ酸のバランスも良いそうです。

古代から、日本人は植物性の乳酸菌を摂ってきました。アメリカ人やヨーロッパの人たちは動物性の乳酸菌が中心です。日本人のように味噌は食べないし、糠漬けもありません。そこの違いです。つまり、霜降り牛肉などは食べてこなかったのです。アメリカは国土が広いですから、牧場はいくらもできます。

一方、日本は37万平方キロメートルですが、75％は山です。放牧なんてできません。土地当たりのカロリー計算での生産性は、コメを作ったほうがよほど有利です。牛など飼ったら大変です。1億2千万人を養うことはできません。

日本人は、コメを食べてきた民族なのです。ですから腸の長さは、胃の消化のメカニズムも、形も違うと思います。魚と大豆からたんぱく質を摂ってきた民族が、今までとまったく違って、牛から摂るように極端に変えてしまったら、これは当然、肉体的にストレスが起こります。私たちが気づかなくても、肥満になったり、心臓病や動脈硬化になったりします。ですから、肉を食べるにしても、食べ方を考えたほうがよいと思います。

昔の食生活の名残がある団塊の世代まではなんとかなるかもしれませんが、次の世代の団塊ジュニアは、残念ながら、期待するのはむずかしい。今は欧米人のような食事が主体になっており、まず血管は脆《もろ》くなるでしょうし、血糖値はしょっちゅう上がっていきます。

肥満が増えるということは、血管が長くなります。健康にいいことは、ひとつもありません。環境循環は、ますます悪くなるでしょう。

一方で、地域によってはうまくいっているところがあります。そこは、おかず畑のあるところです。おかず畑が今でも残っているところは、集落があって、家と家の間に畑や田圃《たんぼ》があり、フナやドジョウが今でもいる。夕方になると、夕焼けのなかをカラスが帰っていく。昔と全然変わっていないでしょう。そういう構造自体を生活の知恵ととらえて残す努力が必要です。人口が減ってきますから自然に残るかもしれませんが、誰も住まないと廃墟《はいきょ》になってしまいます。

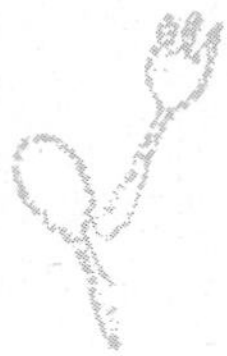

積極的な気持ちと和食で セロトニンを増やし 元気で長生き!

私は都会で生活していて、普段は剣道をやっています。足腰を鍛《きた》えるという意味もあって、駅の階段ではエスカレーターを使わないで2段上がりをしています。でも、疲れたときは2段上がりはできません。私は今、73歳ですが、2段上りができるかどうかが、その日の疲れのバロメーターになります。東京駅などで2段上がりしているオジさんがいたら、それは私です（笑）。

何ごとも自分でやる、できることは自分でやるという、マイセルフでいけば、歳をとるのは楽しいですよ。頭髪は薄くなり、腹も出てくるけど、能力的にはあまり変わらないです。むしろ、記憶力は良くなる感じです。書いたりしゃべったりしているせいかもしれませんが、これは新しい発見です。

つまり、何かに関心を持ち続けていると記憶力は低下しないのです。みなさんも、いろいろなことに関心を持っていると思いますが、より強烈に持ってほしいですね。好奇心でもいいです。それを核にして、そこから記憶の枝がどんどん広がっていきます。しまいには、きちっとしたネットワークができる。すると、歳をとっても、物忘れは起きないような気がします。それは脳の血液循環の状態がよいということです。

物忘れが起きるというのは、脳のエネルギーを供給できないのでネットワークもできないことが原因です。関心があって、物忘れしなければ、大変な自信になります。抵抗力も強くなります。自信を持てばセロトニンも増えます。気分でセロトニンを増やして、豆類や穀類などでトリプトファンを摂ってさらにセロトニンを増やします。納豆にもトリプトファンが多いですから、納豆も必要だと思います。とくにお薦《すす》めは凍《こお》り豆腐（高野豆腐《こおやどおふ》）で、トリプトファンをとても多く含んでいます。本当に、脳のアンチ・エイジングみたいなもので、要するに脳が老化しない（笑）。最新の研究発表がこれからどんどん増えていくと思います。

脳はブラックボックスのようなものですから、興味があれば、新しい研究成果の情報を自分のなかに取り込むことができます。そうすると、もっと違った生き方や歳をとるのも楽しいという感じになってきます。すると、あまり歳はとらないのではないでしょうか。皆さんに、そういう生き方、歳の取り方をしてほしいと思います。

そのためにも、小豆《あずき》のアンコを時々食べてくださいね（笑）。アメリカで小豆があんなに評価されるとは思いませんでした。和食はこれから、ますます評価が高くなりますね。　（取材／高橋利直　文／矢崎栄司）

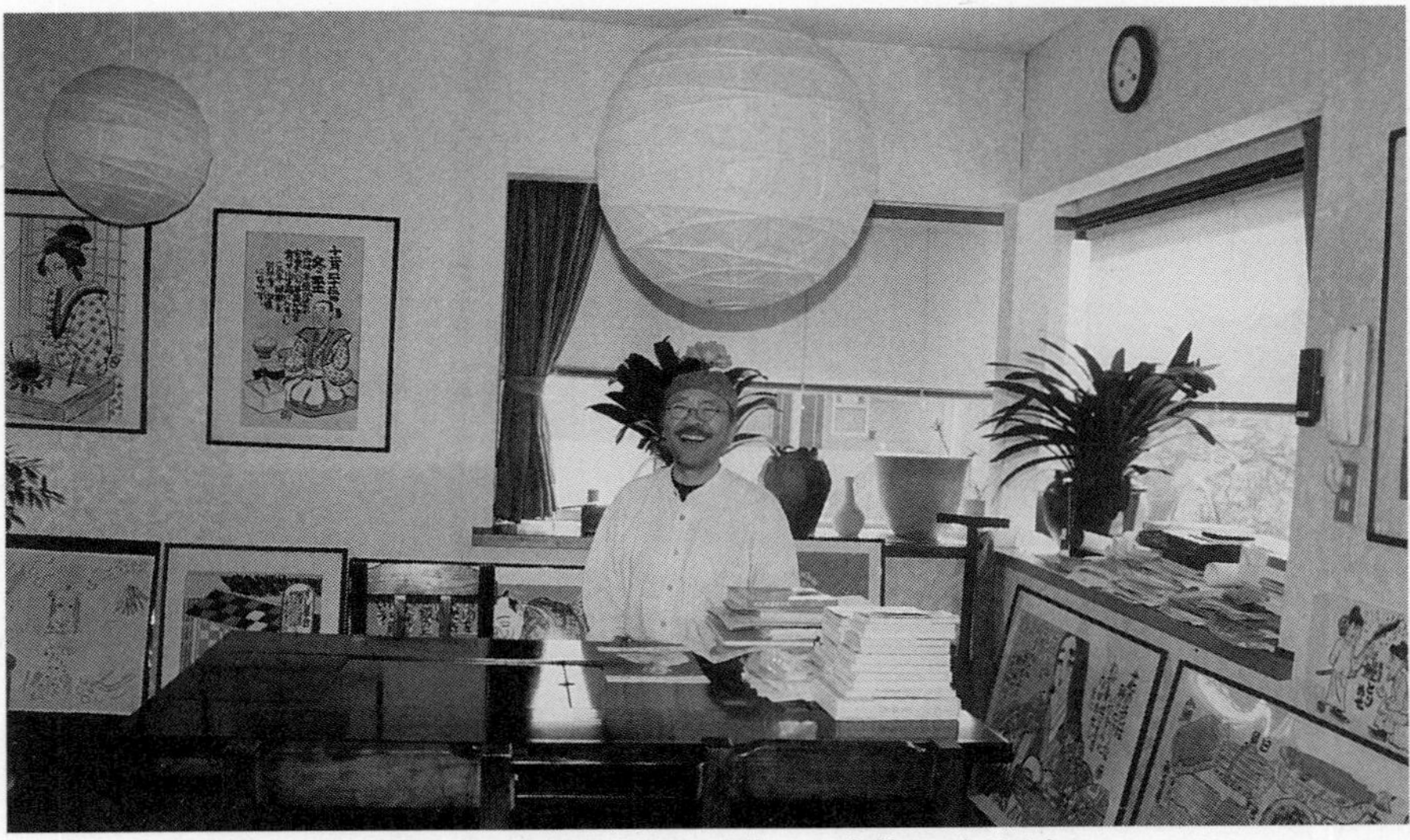

永山さんの仕事部屋。広くて素敵で、この部屋にいると10歳若返った気持ちになりそう。

老化と病気を防ぐ中医学の知恵

未病と抗加齢《アンチエイジング》

劉《リュウ》　影《イン》
（未病医学研究センター所長）

昔は、50歳になったらそろそろ人生は終りの時期だと言われていました。
しかし今では、60歳になっても若くみせたい、80歳でもがんばりたい人が増えています。
その実現に向けて未病と瘀血《おけつ》の関連性などを幅広く研究されている
未病医学研究所センター代表、劉影さんに、伝統的な中医学に基づく未病治療について、抗加齢の状況などのお話しをうかがいました。

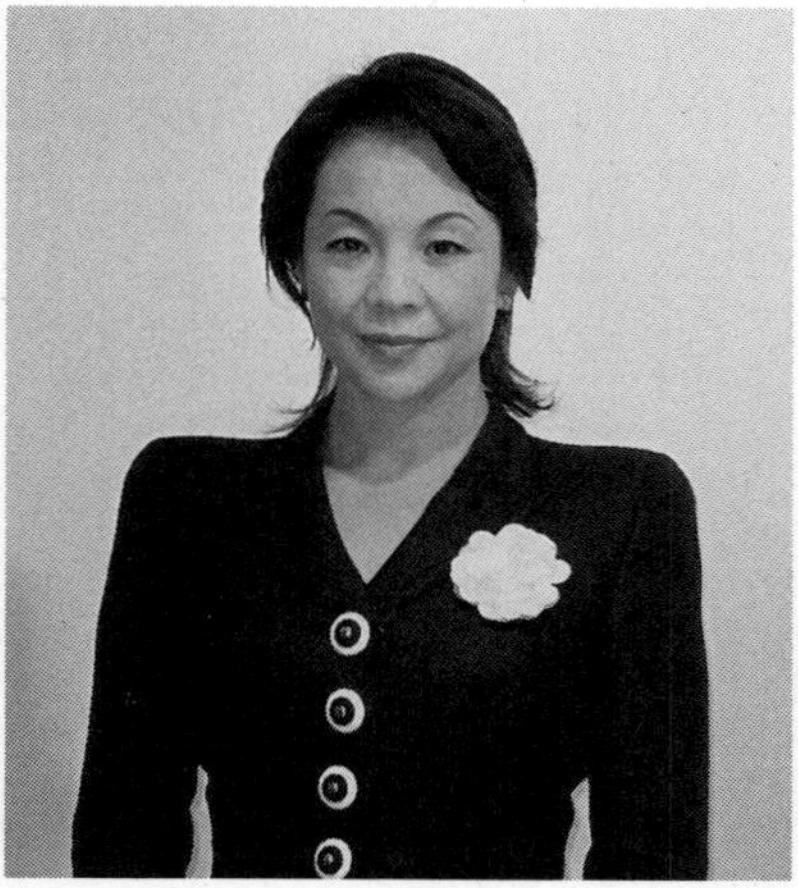

りゅういん
中国・北京に生まれる。中国国立中医大学を卒業後、WHOの統一試験に合格し、来日。北里研究所付属東洋医学研究所で研究をしながら、東京都立豊島病院で東洋医学外来漢方を指導。さらに、順天堂大学医学部にて研究を行い、医学博士を取得。現在、未病医学研究センター代表、順天堂大学医学部非常勤講師、北京首都医科大学客員教授、日本中西統合学会理事などとして活躍。著書多数。

未病《みびょう》とは

未病とは簡単にいえば半病人を指《さ》す言葉です。体調が悪く病院で検査をしても異常がない場合、本人に自覚症状があったとしても、病気ではないのですから病院では治療もされませんし、対処法のアドバイスももらえません。この発病に至る前の状態を「未病」といい、中医学ではこの未病を治すことに重点を置いています。

この「体調のよくない」という自覚症状は、体からの危険信号です。このまま放っておけば将来病気になる可能性があるということです。この時期に体の声に耳を傾け、手を打つことが健康体を維持することにつながります。

未病と養生《ようじょう》

養生というと、病気の人が体を癒したり、あるいはお年寄りが長生きのためにすることというイメージがあるのではないでしょうか。中医学でいうと「養生」とは、未病を防ぐことであり、未病のうちに対処することです。人間には自分の体を自分で治すための機能が備わっています。その機能を高めて病気になりにくい体づくりをすることが養生です。自分に合った養生法を見つけることは未病を治すことにつながります。

未病を治す最善の方法は「瘀血《おけつ》」を治すこと

未病の最大の原因は「瘀血《おけつ》」と呼ばれるものです。「瘀血」とは血液の循環が悪くなり、血液がよどんでしまった状態をいいます。いわゆる血液がドロドロになり、スムーズに流れなくなっている状態です。生活習慣病との関係が深く、瘀血の状態が解消されれば、未病の状態はかなり解消されたことになり、生活習慣病にかかる危険性も軽減されます。

女性の場合、一番充実している30～40代から瘀血がみられ、月経痛、冷え性、子宮筋腫、更年期障害などあらゆる婦人病の要因となっています。また、瘀血が原因でシミが増えることがあります。

年齢的に見ると程度の差はありますが、中高年なら半数以上の人が瘀血の症状を持っていると考えられます。

それぞれの個性にあった食事を

暴飲暴食を避け、規則正しい食事、栄養面で偏《かたよ》りのない食事が基本ですが、中医学ではさらに、人間の体の「証《しょう》」にふさわしい食事をしているかということに重点をおいています。

「証」というのは簡単にいえばその人のタイプのことです。どんな病気にかかるかというのは「証」によると考えられています。

昔は検査がありませんから、中医学の経験から生まれたテクニックでその人の「証」を見つけ、その人の体質・タイプに合った漢方薬を処方していました。現代のようにカロリーを気にするより、各自の「個性」に重点を置いた食事を心がけることのほうが大切なのです。

熱証《ねつしょう》と寒証《かんしょう》

人の体の「証」には、「熱証」、「寒証」と、大きく分けて二つの「証」があります。

熱証タイプは、顔色が赤みを帯びて、手足がほてり、皮膚は乾燥しがち。小便の回数は少なく便秘気味、冷房や冷たい飲料が好きで、性格は感情的になりやすく、イライラしがち。一般に熱証の人がバランスを崩すと高血圧、自律神経失調症、アレルギー体質になりやすいといわれます。

寒証タイプは、顔色が青白く、冷え性で、肌は潤《うるお》いを含んでいます。小便の回数は多く、軟便で下痢をしやすく、冷房や冷たい飲料を嫌う。性格的にも熱証と寒証とは正反対でのんびりしている人が多い。寒証の人のバランスの崩れは低血圧、冷え性、肥満になりやすいといわれています。

食物の「性」

人間同様、食物についてもその「性」によって「熱性」「温性」「涼性」「寒性」の四つに類別して考える方法をとります。

体内に入って体を温める作用の最も強い食物が「熱性」、次に強いのが「温性」、逆に冷やす作用が最も強いのが「寒性」、次に強いのが「涼性」。これに含まれない食物は「平性」といい、寒熱に左右されない穏やかな性質を持っています（食べ物の例は、小著『未病を治そう』講談社刊、12ページをご参照ください）。

養生医学では、熱性型には寒涼性の食物、寒証型には温熱性の食物がふさわしいという考えです。反対は不適合ということです。

以前、私と順天堂大学の医師たちにより、日本全国の1300人のモニター対象に「証」にあった食事を実践しているか否かの調査をおこないました。

結果を見ますと、健康人グループ中、自分の「証」にあった食事を実践していた人が全体の46％で、病気を併発しているグループでは73％の人が自分の証とは不適合な食事をしているというデータがあります。

瘀血《おけつ》の要因

30歳から60歳の健康な男女300人の中高年を対象に西洋医学的、東洋医学的、生活的な面などからトータルでチェックし、毎年フォローし、瘀血、未病になる原因を緻密に調べてきた結果、瘀血の因子がはっきり見えてきました。

男性の瘀血の要因

男性の場合は食事の不摂生《ふせっせい》や乱れです。当たり前のことのようですが、女性は、「今夜、おうどん食べたいな」と思ったらだいたい作りますが、男性は比較的与えてくれたものを食べる傾向にあります。いわゆる体にあっていないものを食べていたり、欲しいものを食べていないということが多いのは女性よりも男性に多いのです。

もうひとつは外食で、女性と比べるとだんぜん男性は外食する頻度《ひんど》が高いです。ストレスは男女ともに瘀血の要因になっていますが、とくに男性は、生体内の酸化反応と抗酸化反応のバランスが崩れ過酸化状態になる酸化ストレスとずっと変わらず続く慢性ストレスに弱く、瘀血の大きな要因になっています。

女性の瘀血の要因

現代の女性は男性と同じように外で働いています。しかし女性には毎月生理があり、妊娠や出産を経て、子どものケアや家事などをこなす、また更年期を迎えると男性にはない体への負担があります。そのために働き過ぎの状態になっています。この過労が血液の中でダメージを与えることがわかってきました。ですから女性は働き過ぎに注意しなければならないのですが、実際は、女性は男性並に働き、また家に戻ってからも働いています。

男女とも関係する瘀血の要因

大きな原因は加齢です。この年齢は男女で異なります。女性にはっきりした瘀血《おけつ》がでてくるのは40歳からでエストロゲン（女性ホルモン）の分泌量の変化が関連していると考えられます。男性の場合は、50歳後半からです。もうひとつ男女ともにある要因は、内臓肥満です。これは日本人独特で、節約遺伝子（少量の食べ物から栄養をとりこみやすくしている遺伝子）を持っていることで内臓肥満になりやすく、そのため中性脂肪が高くなったり、高脂血症を引き起こしやすいのです。これらの因子をクリアすることで瘀血は改善できますから、未病予防もできるということが研究によりはっきりとわかってきました。

未病と体質の関係

悪い生活習慣をしたからといって誰でも簡単に病気になるわけではありませんが、人間は習慣の固まりですから、習慣になることで病気を引き起こしやすくしていることは確かです。

若い頃に未病があり、病院で検査を受け異常なしといわれた人も、実際はその時点で未病があるわけですから、加齢とともに未病も進行していきます。それがある時点で自覚症状があるないにかかわらず、発病します。いつ発病するかの年齢にはかなり個人差があります。加齢自体は誰にも起こることですが、90歳を越えても体に異常がなく活躍されている方も中にはおられます。体質によって変わってくるということがあり、特定をすることはできないのです。

体質は変えられない

この個人差にはその人の親から受け継いだ体質があります。両親や身内ががんである場合、その方のがんになる確率は非常に高く、予防で避けるというのはかなり難しいことです。

例えば両親が糖尿病の場合はほぼ50％の確率で当人も糖尿病になるというデータがあります。気を付けて運動や食事の制限をしたとしても、50歳を越えたらなる、60歳を越えたらなるという具合に、体質によってある程度避けられないことなのです。多少の体質の乱れを改善することはできますし、特殊なケースを除いて普通の生活習慣病は予防できますから、もちろん体質改善は非常に大事です。

男性の未病

私たちは、だいたい30代の方を対象に若年未病の研究をやっています。例えば、中小企業の会社の2代目社長にあたる30代の男性の調査を続けていますが、90％が肥満というデータがあります。父親のように緊張感はないが育ちはいいなど、さまざまな背景がありますが、いわゆる若年のころから起こした中性脂肪、コレステロールが体重過多、肥満につながっています。

もうひとつ、ずっとフォローしているのは二型糖尿病。日本で、この50年間で50倍も増えています。とくに日本人は節約遺伝子を持っているので、食べ過ぎると、全部貯《たま》ってしまいますから、糖尿病が非常に多くなります。男性の若年糖尿病と肥満は切っても切れない関係です。これも加齢と同時に進行していきます。

男性の38歳の場合ですと、多くの人が内蔵肥満、コレステロール、中性脂肪、GPT、GOT、γ-GTPが高めになったり、脂肪肝になったりします。これは生態的な要因もありますし、結婚して安心したせいなどもあるでしょう。これらが瘀血の因子ですから、40代後半になってくると、遺伝によって違うにしろ、糖尿病、高脂血症、高血圧などという病気が現れてきます。

60歳前後には男性の更年期障害もあります。会社を退職し、社会と離れてという頃で少し初老期に入ります。その頃いろいろと更年期様の症状が出ていますが、実は、更年期か加齢か病気か混ざっていて断定しにくいのです。

ただ男性の方はエストロゲンは穏やかに少しずつ出ていますから、男性更年期の治療よりは、初老期の生活習慣病の治療の方がもっと大事ではないかと思っています。

　また、定年後の健康管理にも気を配るべきで、とくに注意したいのが初老期のうつ病。定年後を健康でゆったりとした気持ちで過ごすために、ストレスを跳《は》ね返す強さを現役のうちからつけておくのは大切なこと。極度に緊張したり、激しく怒ったりすることをなるべく避け、平常心を保つというのも、定年後の健康を思って早いうちから実践したいことのひとつです。

更年期の症状は緩和できる

いわゆる遊びでも趣味でも習慣が必要です。更年期も同じで、さあ更年期がきた、どうする？　とそのときになって慌《あわ》てるのではなく、少しでも知識をつけて、前段階の準備として、作用の穏やかな漢方系とかハーブなどを飲むということを習慣にすることで、更年期の症状の緩和は期待できるのです。

　男性もおそらく同じだと思います。しかし、例えば、男性の方が自殺した場合、どうしても「借金から自殺した」といったような現像面の理由にしか意識が向きません。「更年期障害のひとつである、うつだったのかもしれない」と認識できたら、別の方法、解決策が見つかったかもしれません。

　また、そのときに生活習慣病と関わっている可能性もあり、例えば軽い脳梗塞《のうこうそく》があったかもしれません。

　まだ社会的には認知されはじめたばかりですが、男性自身ももっとそういった情報に目を向け、また周囲もそういうことがあるということを認識することで悲劇を引き起こさないですむのではないでしょうか。

女性の未病

女性の方を対象として私たちが調査、フォローしているのは、更年期、プレ更年期といわれる症状です。

　本来は女性ホルモンが十分にあって、更年期にまだ入っていないはずなのですが、今の生活の現状はストレスあり、過労あり、また、子どもが産めないなどさまざまな理由によって若年性更年期は非常に多くなっています。

その方たちは生理前の緊張症や心身共の不安定、冷えや生理困難などさまざまな不定愁訴《しゅうそ》を抱えています。また、女性ホルモンを調べてみると低下しています。これは加齢と共に若年未病といえるでしょう。

医学的なデータによると、ＮＫ活性が一番高い時期は20歳ですが、そのあと低下しつづけるため、50歳を越えると、がんになりやすい傾向があります。

また、骨密度を一定に保っていたエストロゲンが低下するため、骨量が低下し、骨粗鬆症《こつそしょうしょう》になりやすくなります。常に腰が痛いとか、足が弱くなったり、骨折しやすくなりますし、カルシウムの吸収率が下がりますから、牛乳を飲んでも吸収せず、魚を食べてもカルシウムの補充としては、間に合わないということになります。

エストロゲンの働きというのは、ただ妊娠と生理を司《つかさど》るホルモンというだけではなく、脳に影響を及ぼしています。

心身ともの安定はまず脳がコントロールします。更年期の女性はエストロゲンがなくなり、脳のコントロールがしにくくなった結果として、イライラしやすい、泣きやすい、ウツになりやすい、また、眠れなくなったり、眠りが浅くて短く、夜中に何度か目が覚めてしまうなど、睡眠のクオリティー(質)が落ちてしまうなどの症状が現れるのです。

もうひとつエストロゲンと非常に関係あるのは血管です。女性の場合は、高脂血症や心筋梗塞など40代にはほとんどないですが60歳くらいになると男性よりも多くなるというデータがあります。

ですから生理だけのことを考えると、毎月のわずらわしさから解放されるということになりますが、エストロゲンがなくなった後の約30年の人生をよりよく生きるためにはよほどの努力が必要だということを知っていただきたいと思います。

アメリカや中国ではアフター更年期のケアを非常に大事に捉《とら》えていますし、抗加齢の研究開発も活発ですが、日本の場合は、男性の先生はあまり研究しませんし、年輩者に対してのケアについて研究の方が盛んです。

アンチエイジングのこれから抗加齢と未病の関連性

私は抗加齢というものは「ハウ・トゥー・リヴ・ロンガー・アンド・ベター」（どうやって、より良く、より長生きするか）だと思っています。

医学だけにとどまるものではなく、哲学的、精神的、文化的、社会的、経済的と、総合的なアプローチが必要です。

ただ長生きすればいいというものではなく、健康寿命を持ちながらクオリティー・オブ・ライフ（QOL）を高めていけるか。そのためのアプローチがこれから求められていく抗加齢医療ですし、それは年齢別、男女別、人種別、それぞれにアプローチが異なるのではないでしょうか。

通常の医療の中では、何かの異常に対して、さまざまな検査をし、そのデータを元に診断していますが、未病というもの考えるときは、まず一番大事なのは、その未病になっている人間のすべてです。その人のライフスタイリング、食事、運動、労働、また、心身ともに抱えるストレスなどです。

人によって同じ状況にあっても、ストレスと思わない人もいますし、同じストレスで倒れる人もいます。その本人の多様性によって根本的に調べる必要があります。西洋医学的な検査、東洋医学的な未病チェック、その人独特の体質、瘀血の状態、これらをトータルに見ることによってその人の実年齢というものも見えてきます。

精神的な面に関して

心の養生という精神的な面を考えるとき、必ずその国の文化の影響から離れないと思います。とくに日本においては、うつっぽくなる、物事にこだわりやすい、優しい、細かい、年をとると暗くなる、更年期になるとマイナスになるなど、どちらかというとネガティブなイメージで考える人が多いという特徴があります。

抗加齢を考えるとき、とくに心の問題においては、その国の文化面からのアプローチが必要だと思います。

抗加齢はいつから スタートするか

日本の場合、抗加齢というと、まだまだ老齢者対象になっていますが、80歳や90歳になったら自然に任せた方がいいと思います。年輩の方に必要なのはむしろ老年ケアではないでしょうか。抗加齢というのは若い年代からアプローチしないと間に合わないのです。30代から教育と習慣とケアをしていかないと意味がないのではないかと思います。

男女をまず分けると、女性は普通ですと50歳前後になると女性ホルモンが低下してきます。昔でしたら50歳になったら人生終わりだったのですが、今は50歳からスタートです。

ただ、その間は更年期障害の症状が出て、心身ともにバランスが崩《くず》れ、のぼせたり、冷えたり、うつになったりしますが、実はそれだけではなく、その更年期の後ろで隠れているのは高脂血症、糖尿、高血圧、乳がん、骨粗鬆症《こつそしょうしょう》などの未病なんです。それに対するケアが重要です。

男性と女性とでは違い、女性の場合、例えば38歳を過ぎると、よほど気を付けないと「老い」は、すでにはじまっています。

女性の抗加齢について 気になる最近の実態

従来はコレステロールが上がるのは更年期になってからといわれていたのですが、今の解析でいくと30代の後半からLDLコレステロールが上がってきます。

また、血液に関してですが、ヘモグロビンとしては普通だけれども鉄分が減っているという、潜在的な貧血状態というのが結構チェックされてきています。

30代から60代までの女性の骨のことで１００人調査しました。50代以降は骨粗鬆症になるということはよく言われるのですが、蓋《ふた》を開けたら30代、40代の人も骨密度がかなり低下しています。84%の人は骨密度の70%しかなくて驚きました。その人たちの背景を調べますと、10代、20代のころにかなりダイエットに励んでいて、その結果ではないでしょうか。ダイエットは現在ブームとして続いています。そこで早いうちから骨粗鬆症が現れているようです。

30代からの土台づくり

私が仕事をしている銀座女性成人病クリニックでのことですが、10年前の患者さんはみんな65歳くらいの年輩者で、年をとったために起こる症状のつらさに耐えかねて、隠れて女性ホルモン補助療法のクリニックのドアをたたくという方が一般的でした。

現在の患者さんは30代や40代の方が堂々といらっしゃいます。それだけ早く予防がはじめられるということです。確実に早くケアする人としない人とで全く変わってくることはたくさんの臨床からもわかってきているので、こういった傾向はいいことだと思います。

30代は土台づくりとして大事です。私は習慣と意識はとても大事なことだと思っていますが、この時期から習慣づけることはその後に大きく影響します。また40代くらいになると本格的にケアの必要があります。そして50代になると、そろそろ自覚症状もでてきます。

情報に惑わされず自分に必要な適切な投資を

気になることとして、情報氾濫《はんらん》があります。それに対し判断する能力を身につけることは大事です。コエンザイムQ10が良いというと、右へ習えでみんな飲む、カルシウムが良いというとみんな飲む、でも吸収されないですからお金がもったいないだけです。

漢方や自然食、またサプリメントといったものは、器質的な病気を治すということを考えると、量の問題、時間の問題など長く服用するときの体の変化を一緒に見ないといけません。

加齢により起こってくる不定愁訴に対してサプリメントや漢方薬を服用する人としない人では非常に大きな差が出ているのです。例えば心筋梗塞《こうそく》という病気を治すという意味ではなかなか難しいと思いますが、この10年間に1000人~2000人ぐらいを対象としてサプリメントを飲んだ人と飲まない人がその後はどうなるのかを調査した結果、その使用前後の比較においてかなりの有意差が出ていることもわかっています。自分の体を知り、自分の体質を知ることにより、自分の体に何を補えばいいのか、必要あるもの、ないものを判別し、自分の体質に合わせた適切な投資が必要です。

本当の健康寿命を得る因子を取り除き

日本人の寿命は世界最長で、2003年12月18日のWHO発表の平均寿命「2003年世界保健報告」によると、男性78・4歳、女性85・3歳で、男女とも1位。また、健康寿命は男性が72・3歳、女性が77・7歳となっています。

確かに日本人の寿命が長いことは統計で間違いありませんが、その理由のひとつとして新生児の死亡率が日本はゼロであることが挙げられます。また、私の恩師で順天堂大学医学部教授の佐藤信紘《のぶひろ》先生のお話によると、実は、発病してから死ぬまでの年数が長いということがあるのです。寝たきりでも10年~20年、延命します。ですから決して発病していないわけではなく、質を落として命を残しているだけともいえるのです。

これは本当の健康寿命ではありません。誰もが求めているのは健康寿命です。健康寿命を求めるためには、ただ長くではなくベターということ、質の向上が大事です。そのために、抗加齢と未病の意識をもっと高めないといけないと感じています。

その点で、どうしていくかということは、今までの教科書にはなかったことです。今、少しずつ因子がわかってきて、その因子を除き、足りないものを補うことでよくなると私は思っています。もちろん、今後やらなければいけないテーマもたくさんありますが。

ライフスタイルを選択

加齢と未病の関連性を考えると、前段階でどう過ごすかということが重要だとわかってきました。ケアを意識した人としない人、今すぐにはわかりませんが、5年後には全然違ってきます。

今からのアンチエイジングとして、30、40、50歳とまだ元気のあるうちに100%の力を出し切って働くのではなく、80%に留《とど》め、残りの20%で自分の今後を考えた上でのライフスタイルの選択を、時間的にも経済的にも意識も含めてしてみてはいかがでしょうか。

(取材/高橋利直
文/百名志保子)

何歳からでも免疫力は鍛えられる

免疫力を高め老化を防ぐ！

安保徹
（新潟大学大学院医学部教授）

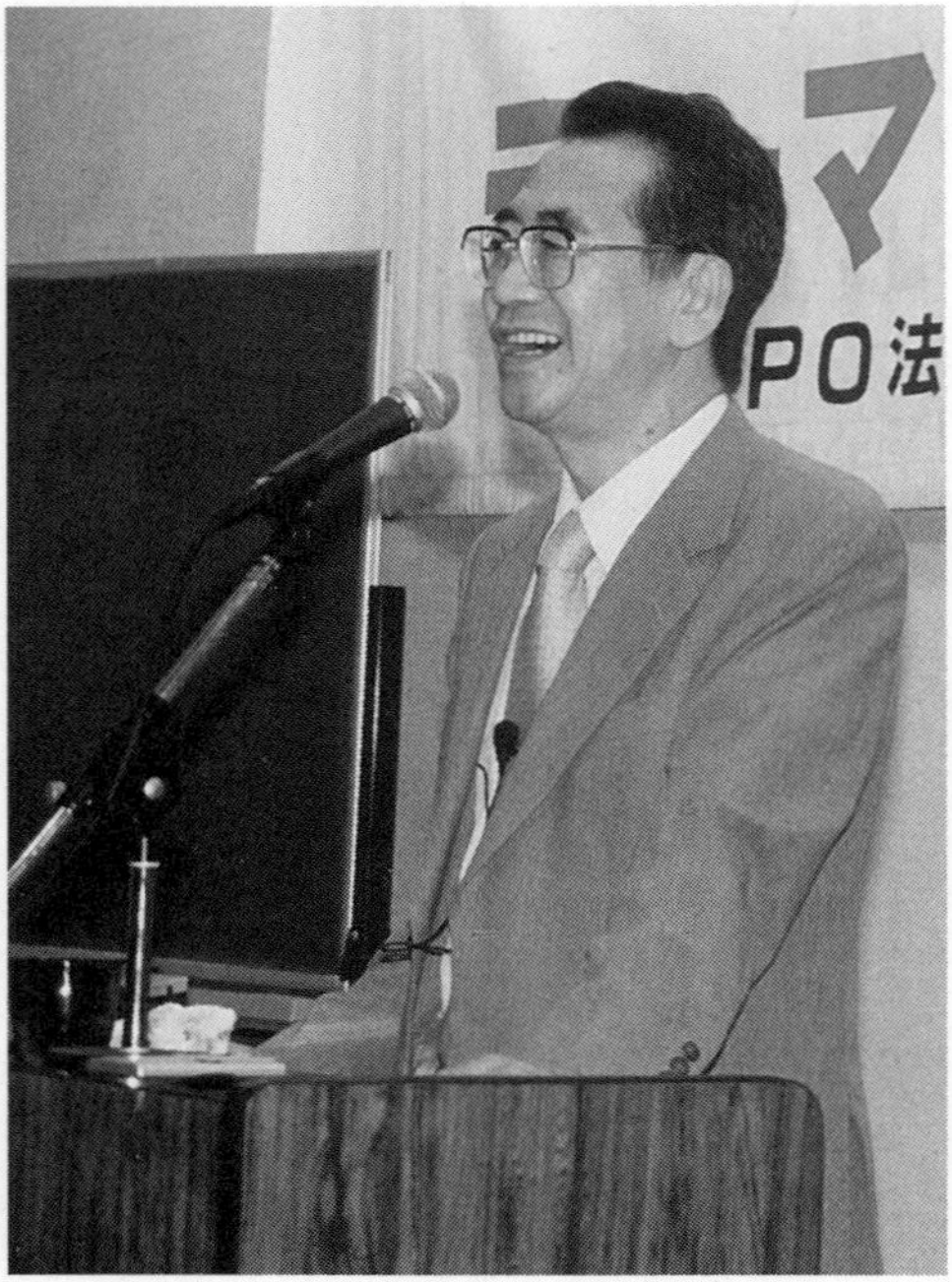

元気で若々しく生きているお年寄りと、いかにもやつれて老いて見える人がいます。この差は、どこから生じてくるのでしょうか?免疫系から見るとこの違いは、免疫力の働きの差が要因のようです。

人の体には、老いても衰えることのない免疫系とそうでない、2つの免疫系があります。

つまり、老いても衰えることのない免疫系を鍛えれば、何歳からでも免疫力を高め、老化を防ぐことができるのです。

あぼとおる
東北大学医学部卒業。米国アラバマ州立大学留学中1980年にヒトNK細胞抗原CD57に対するモノクローナル抗体（Leu-7）を作製。1989年胸腺外分化T細胞を発見。1996年白血球の自律神経支配のメカニズムを解明する等、数々の重要な発見をし独自の免疫論を説く。著書に『未来免疫学』、『免疫革命』、『ガンは自分で治せる』『薬をやめると病気は治る』等、顆粒球・リンパ球理論で免疫学関連の著書多数。

老人は老人にふさわしい免疫システムが機能している

老化が進むと免疫力が低下して病気にかかりやすくなると多くの人が理解していますが、このような理解は、免疫系の一面しか見ておらず、別の面から見ると、加齢とともに免疫力は、亢進《こうしん》（感情・脈はく・病状などがたかぶり進むこと）しているともいえます。

つまり、老人は老人にふさわしい免疫システムに変換して生命を全うしているということです。

わたしたちの体の免疫システムは、子どもと大人の場合は、胸腺でつくるT細胞と骨髄で作るB細胞で体が守られています。

胸腺は、えら呼吸をしていた生き物が、上陸して肺呼吸になった際にえらが進化したものです。えらは、抗原をとらえる免疫組織としての役割を果たしていたと考えられますが、進化の過程で役割を分化して、外来抗原が内部に浸入しない免疫系システムをつくりました。

これらの免疫系は、胸腺や脾臓《ひぞう》、リンパ節などにあり、進化にともなって血管などに入り込むウイルスなどの外来抗原に対応するためにできた新しい免疫系です。

一方、歳をとるとT細胞、B細胞は胸腺の萎縮《いしゅく》、骨髄の萎縮とともに数が少なくなります。かわりに現われるのが、腸と肝臓を主体とした古い免疫系です。

ここには胸腺外分化T細胞と、自己抗体産生B細胞があって老化

T細胞の増減

胸腺は、20歳を過ぎると徐々に小さくなる。胸腺にともなってつくられる胸腺由来T細胞が減少すると、胸腺外分化T細胞が増えてくる。

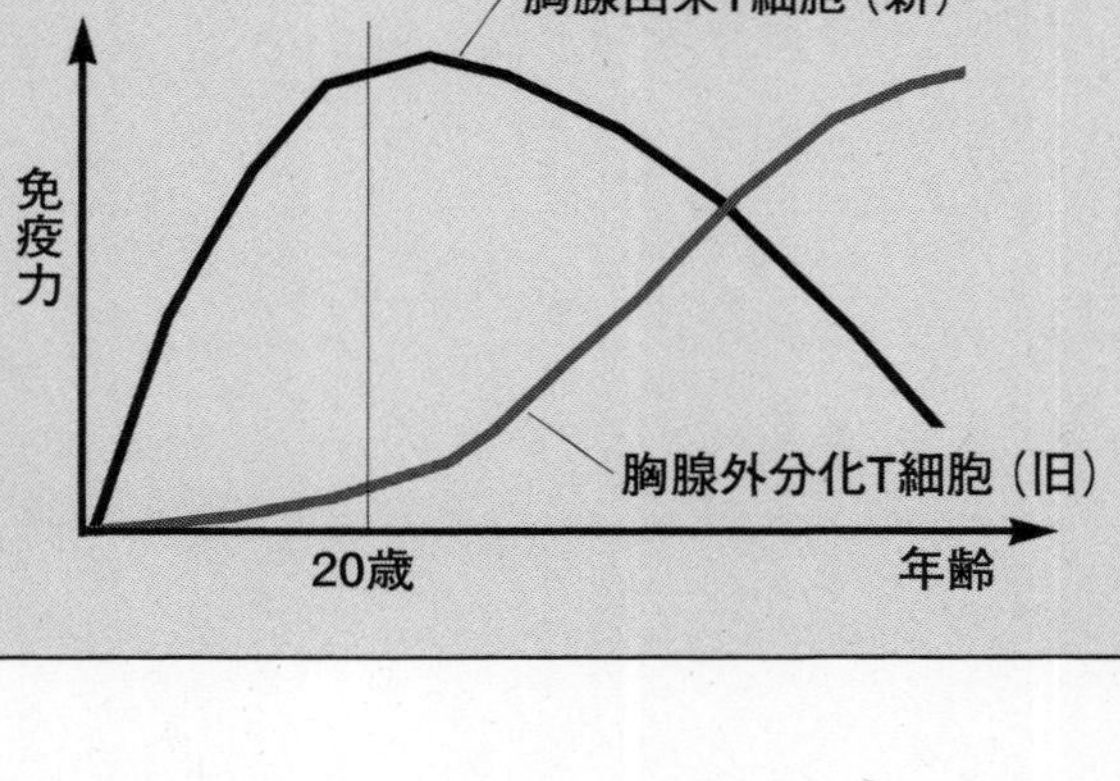

で生まれる異常自己細胞を速やかに排除する役割で体を守っています。古い免疫システムは皮膚や腸管にあり、細胞の異変を監視しています。皮膚は外界と接触する部位であり、腸管は食べ物という異物が通過する場所です。このようにして、異物がもっとも進入しやすい部分を古い免疫系はガードしてくれます。

若いときは、体も活発に活動しているので、外来抗原向けの免疫系が前面に出ることはありがたいのですが、お年寄りの場合は、それよりも内部異常を守るのが大切になってきます。

このようにして、新旧2つの免疫システムがうまく機能して、歳をとっても免疫力は衰えることなく病気と闘うことができるのです。

元気で若々しい人、いかにもやつれて老けてみえる人

冒頭で説明しましたが、今までは年を取るとひたすら胸腺が縮まる、骨髄が脂肪化して免疫機能が低下して不利になると考えられていたのですが、そうではなくて、別の皮膚や腸管の細胞の異変を監視する免疫系が顔を出して守っているようになっています。

いろいろなお年寄りを調べてみると、元気で若々しくしている人と、いかにもやつれて老けてしまったお年寄りがいます。そういうときに、いつも若々しい人は胸腺、骨髄の萎縮が少ないのです。年を取ると古い免疫系が大切なわけですが、無理して早めに古い免疫系に移行するのはプラスではありません。自然に置き換わる流れならいいのですが、無理して無理して早めに胸腺を萎縮させる生き方は老化を促進させます。

20歳を過ぎると胸腺由来のT細胞がゆっくり衰えていきますが、その進行を日常の生活管理によって遅らせることはできます。

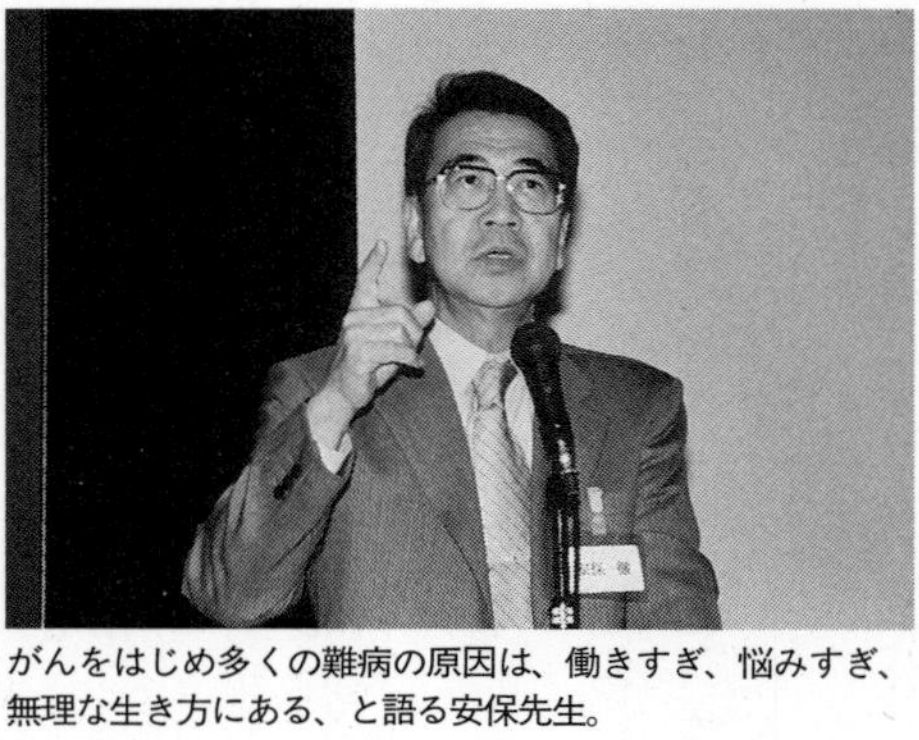

がんをはじめ多くの難病の原因は、働きすぎ、悩みすぎ、無理な生き方にある、と語る安保先生。

無理な生き方は、ストレスで胸腺を萎縮させます。20歳から60歳代ぐらいまでの仕事をする時期は、みな無理して生きる時期です。ある程度の無理ならば仕事ははかどりますが、行き過ぎたときは体をやつれさせ、衰えさせ、そのときは胸腺が縮まって骨髄が萎縮します。

男性と女性の免疫力の違い

男女どちらの免疫力が高いかというと、圧倒的に女性です。

2002年簡易生命表によると、男性の平均寿命は78・32歳、女性の平均寿命は85・23歳と女性は初めて85歳を超えました。また、2004年に厚生労働省が発表した「全国高齢者名簿」によると、日本に住む満100歳以上の人口は、23038人で男女の内訳は女性が19515人、男性が3523人で圧倒的に女性が多く、女性が約85パーセントを占めています。

その理由は、女性ホルモンにあります。女性ホルモンは過多だと危険ですが、副交感神経優位、すなわち免疫力が高い体質をつくる力があります。男性と女性で一番雰囲気が違うのは、女性はふくよかで、色白で性格が穏やかということ。一方、男性はがっちりしていて、筋肉質で性格が闘争的です。

なぜそのような差がでるかというと、女性ホルモンが体を丸くしたり、性格を穏やかにしたり、脂肪をつけて女性らしさをつくってくれているのです。だから、乳がんのときに、抗がん剤の投与などでその副作用によって女性ホルモンが止まってしまうと、皮膚ががさがさしてきたり、女らしさが少なくなったような外観になることがあります。女性ホルモンが、ほどほどにでていることがT細胞、B細胞を長く維持する力になっているのです。

過酷な労働をして無理すると体は破綻をきたす

更年期になると女性ホルモンはとだえてくるのですけど、更年期まではリンパ球を増やしてくれる大切な力になっています。

一群の女性ホルモンのことをエストロゲンと呼びます。エストロゲンは主として卵巣から分泌され、その分泌は黄体形成ホルモンによって刺激されます。今の若い女性の中には、このエストロゲンが更年期を待たずして、30歳前半から低下してくる人がけっこういるようです。

この症状は、頑張り屋の女性に特に多いようです。女性が職場に進出をして、男性と一緒に無理して頑張る生き方をする人が多くなっていますが、男性と女性は生理的に異なっていますので、残業して、過酷な労働をしてやたらに無理すると、体に破綻をきたすことが、女性には多いと思います。

男女平等という考えを否定するつもりはないですが、それよりもむしろ、男女をフェアに考えた方がよいと思います。平等は量の概念ですが、フェアは質の概念です。体に負荷をかけすぎる、無理をして仕事をすると過労になります。

また、この過労のもうひとつの問題は、女性ホルモンだけではなくステロイド、副腎ホルモン分泌を促進する流れになります。

だから、女性ホルモンの代わりに副腎皮質ホルモンが出るのは、更年期になった人にとっては大切なことですが、あまりその流れが速く起こると早くやつれがきたり、早く更年期が来るということです。

男性と女性とでは長寿のための環境も違う

女性が長生きな所は沖縄県です。男性が長生きな所は長野県です。それからわかるように女性にやさしい環境は暖かいということです。男性に比べて筋肉の少ない女性は、冷えに弱いので寒い気候の土地より、沖縄のように暖かい土地のほうが生きていくうえで楽なのです。暖かいと血管が開いて、血流がよくなっていろいろな病気から守られます。

男性は、興奮するというのが一番危険なので、この興奮を静めてくれる、空気が薄く、気圧が低いところが長生きする傾向があります。低気圧がくればわたしたちは落ち着くし、高いところに行くといつも低気圧なので、男性にとっては興奮しない、長野県のような空気が薄い所が長寿に向いているのです。

また、女性は血管が細いので寒さによって血流が止められるという影響をすぐに受けます。薄着《うすぎ》して格好よく見せようとする女性が多いですが、やたらに薄着したり、冷房で冷やすことによって、病気になる傾向が多いのです。

低体温と免疫力 体温を計る習慣を身に付ける

体温を日中に計って健康管理することは大切です。朝は誰でも低体温です。朝起きたらすぐに体温を計ってみるとわかりますが、朝はたいてい36度まではいっていません。35・5度ぐらいの人もいます。朝食を食べて活動して、だんだん交感神経が緊張すると体温が高くなります。たいてい10時～4時までの間に計ったときに一番体温が高くなります。そのとき、36・5度前後あれば顔色が良く、手足が暖かいはずです。

もし、日中の体温が36度以下の場合は低体温です。最近、体温の低い人が増えていますが、がんでも、リウマチでも、パーキンソン病でもじつは病気になっている人は、日中の体温が36度ない場合がほとんどです。

これは、成人のアトピーや花粉症発症とも関係があります。そして、これらの症状は、快方に向かうにつれて体温上昇がみられ、36度を超えるとたいてい良くなります。西洋医学では、あまり冷えという概念を重要視していません。冷えがあるからといって患者さんに、特別のアドバイスをすることはないようです。

冷えは、特別な方法を用いなくても、日常生活の習慣を意識して変えることで治せます。入浴や姿勢、呼吸法、気のもちようで体温は上がり、免疫力を高めることができます。

血糖と体温の関係 甘いものには要注意

また、血糖が上がると体温が上がります。血糖が下がると体温が下がります。血糖がいつ上がるかというと交感神経の緊張のときです。副交感神経緊張になると血糖は下がります。ふつうは、ほどほどに上がってほどほどに下がって健康を保ちます。

甘いものを食べると、急激に血糖が上がって、気持よくなって、インシュリンが大量に出てますが、3、4時間後に急に低血糖が来て元気がなくなります。甘いものに頼って生きていると、自律神経の揺れが強くなります。いわゆるキレルという現象です。だから、穀物を中心にした食事にしないと安定した活力が生まれません。低体温になるとイライラして、興奮して、自分の力で血糖を上げようとする反射が起きます。それで大人も子どももキレる人が多いのです。

甘いものについて付け加えると、食後のデザートとしてお菓子を食べたり、オレンジジュースとかも果物だからといって、食事代わりにガブガブ飲んだりすることを、あまり悪いと思っていない。たくさん飲むのが悪いという感じがありません。このように、普段の食生活で甘いものを頻繁《ひんぱん》にとる傾向が日常化していることも要因となり、子どもの生活習慣病も深刻な問題となっています。

果物ジュースの飲みすぎにも要注意

かつては、オレンジジュースを1リットルや2リットルの紙パックで買って、大量に飲む習慣は日本人にはありませんでした。このような糖の摂《と》り方はありませんでした。

アメリカに行くとすごくたくさんのジュースを売っています。リンゴジュースでも、オレンジジュースでも、グレープフルーツジュースでも、スーパーに行くとすごくたくさんのジュース類を売っています。ごくごくと飲んでいます。

これはすごく血糖を上げ、だから肥満になるわけで、日本人にはそのような習慣がありませんでした。アメリカの食生活の習慣が入ってきて、子どもたちがジュースを飲むようになり、そうすると子どもたちはお腹がすかなくなるので、ご飯を食べられなくなって、甘いもの中毒になってしまいます。

加齢による自律神経のバランスには注意する

本質的に歳をとると交感神経が緊張して、顆粒球が増えて、リンパ球が減るという流れは避け難いことです。

その流れを遅らせる方法は、血行をよくすることです。だから、軽い体操は、退職して仕事をおえた人でも、毎日の日課としてやらなければいけません。体操して血行をよくすることは、新陳代謝を活発にして胸腺の萎縮、骨髄の萎縮を防ぐことができます。リンパ球の減少を遅らせることができます。

その逆は、無理して骨に負担をかけて、骨髄の病気になるという流れで、顆粒球増、交感神経緊張となって骨髄性の白血病とか、多発性の骨髄腫とかが発症します。

一番気をつけるべきことは、働き過ぎ

この頃、わたしが生活習慣病で思うのは、誰もが他者に対して、働き過ぎに対するアドバイスの遠慮があります。

例えば、お医者さんが生活習慣病について、「あなたそんなに働いてはダメです」というのが一番大切なことなのに、働くことまで相手に減らしなさいと要求できないような遠慮があります。働く本人も、自分もこれだけ働かなければだめなんだと決めてかかっています。

本当は生活習慣病で一番大切なのは、食事よりも、嗜好品《しこうひん》よりも、働き過ぎ、長時間労働です。ですが、この一番重要なことに対して全然アドバイスしないのです。

お医者さんが、「働くのを減らしなさい」とアドバイスしないのです。生活習慣病の原因は働き過ぎだと、指導している医師は少ないのです。みんな、運動不足とか、食事療法だとか回りくどく言っています。

運動不足とか、肥満とか、食事とか、嗜好品の酒、タバコとか、まわりばっかりせめて、一番大切な、働き過ぎを、ずばりアドバイスしていません。たぶん人が働くことには手がつけられないという遠慮があるのではないでしょうか。

一番大事なことをみんな避けて通っています。

もう一つ注意したいことは、心の悩み

もう一つ注意したいことは心の悩みです。心の悩みは、一気に低

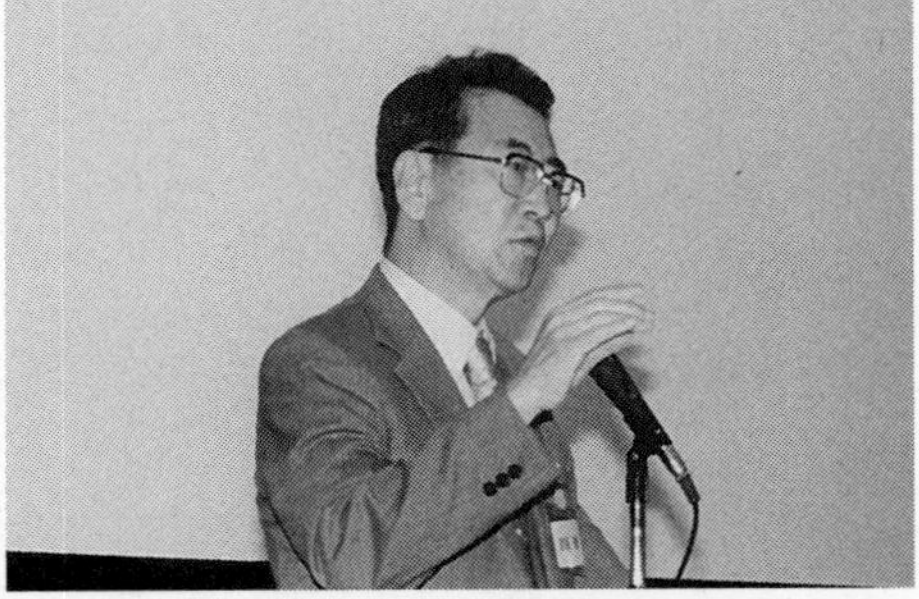

「病気を招いたのは自分、治すのも自分しだい」ということを理解し、行動することが大切です。

体温になります。悩んでいると顔色が悪くなり、胃が重たくなります。みんな交感神経緊張が原因です。わたしたちは、肉体的に無理してもダメだし、心の辛《つら》さもそれ以上に病気の原因になるということを自覚しなければいけません。心は脳との関連で、みえていなくても脳からの指令によって体がそのように働きます。

交感神経は筋肉が緊張します。肉体的に無理した人も肩こりだし、こむら返りだし、心に悩みがある人も首や肩が凝《こ》ったり、こむら返りがきたり、筋肉がつるとか、首が回らないとか、筋肉の緊張症状が出てきます。同じなんです。

過去の記憶の辛かったことを思い出して、その情報が心に、脳に働きかけてストレスが生じます。自律神経に働きかけるわけですから、症状は肉体的な辛さと同じです。

ですが、考え方はなかなか変えられません。肉体的な負荷はその負荷を取り除く方法を考えればよいのですが、考え方はいきなりは変わりません。

一番変えるきっかけになるのは、感謝の気持です。いろいろ辛《つら》いことがあったけど、これまでやってこられて「ありがとう」という気持になれれば、うんと辛いことを吹き飛ばす力になります。

人間はなぜ太るのか？ 太るのにはみんな理由がある

人間がなぜ必要以上に太るかというと、ストレス解消の方法として食べることが手っ取り早いからです。わたしは30歳から50歳まで、20年ちょっとの間、ずっと肥満だったのですが、結局、競争社会を生き抜くためにいつもがんばって、お酒を飲んで、たくさんものを食べてストレスの解消をやっていたのです。

だけど、ある年代まではそれは通用しますが、やっぱり50代、60代ではそれは通用しないと思い、無理したり、激しく競争する考え方をやめました。そうしたら食べる必要がなくなりました。食べるのは、みんな理由があって食べているのです。

その他に免疫力を30歳、40歳を過ぎても上げるための工夫は、無理しないことです。無理することの正反対はきちんと休息を取る、体を動かしたり、入浴をしたりして、血行をよくして、体をいたわる生活を取り入れることです。

理想体重は10代後半の体重

だから、ストレスから脱却すれば食べる必要がなくなります。そして、だんだん体重が減ってきてバランスが取れてきます。高校生ぐらいの大人になったときの体重が理想です。だいたいみんな痩《や》せているでしょう。社会のしがらみにさらされていない、ほぼ成長が止まって、痩《や》せていて肥満もないときです。

社会に出ると、しがらみにさらされて、たくさん食べることによってストレスを解消しています。だから、お年寄りになって考え方がしっかりしてきて、悟《さと》りに近くなれば10代後半の高校生のときの体重に戻ります。

わたしの体重は、今、62キロです。5年前は、74キロで12キロ減少しました。高校生、大学生のときは、56キロぐらいしかありませんでした。大学生時代には、つるはしを持って道路工事のアルバイトもしていました。56キロの体重にいくまでの悟りは今はまだありません。そこまで至っていません。

健康長寿は、食だけでは成立しません。まわりのストレスを吸収するというかたちで食は存在しています。食以外にも大切なことがたくさんあります。わたしのストレス解消は、長時間労働をしないことです。これが一番大切です。

がんをはじめとする難病、慢性疾患が起こる根本的な原因は、働きすぎ、悩みすぎ、無理な生き方を続けた結果で、これらを治すには、病気を招いた生き方を見直して、免疫力を高めることです。

最後に私が提唱している、がんを予防するための10カ条を紹介します。これは、がん予防だけでなく生活習慣病の予防、長寿、健康にも共通のテーマなので参考にして下さい。（取材・文／高橋利直）

がん予防のための⑩カ条

① 働きすぎない
② くよくよ悩み続けない
③ 怒らない
④ 頭より体をよく使う
⑤ バランスのとれた食事
⑥ 十分な睡眠時間
⑦ よい人間関係
⑧ 趣味を持つ
⑨ 笑いを心がける
⑩ 五感を刺激する

体の部位別若さ健康法

阿部博幸（九段クリニック理事長）

若い女性たちの美と健康への強い意識。2007年からやってくる団塊の世代の定年…。「若さ」維持がにわかに注目され始めました。

このコーナーでは、阿部先生に体全体と各部分、それぞれについて、いかに若さを維持すべきか、お聞きしました。

ページの制約で、深く詳しい展開はできませんが、日常生活の中で実践できる「若さ健康法」を部位別にお届けします。

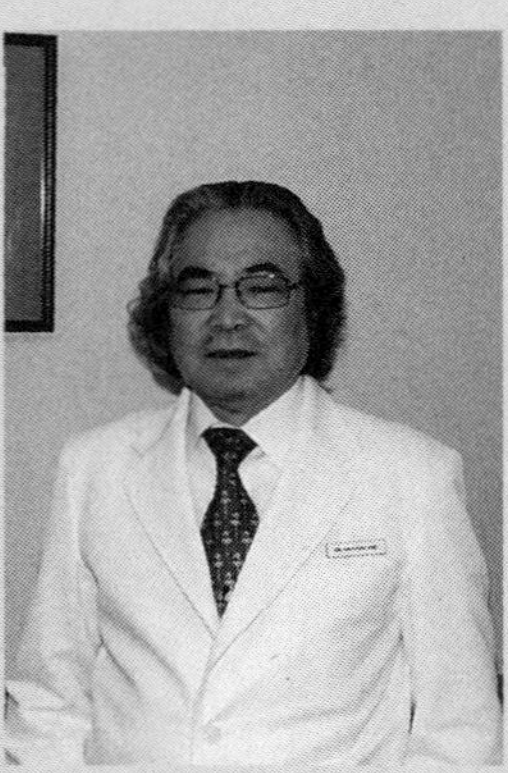

あべひろゆき
1938年北海道生まれ。札幌医科大学卒。慶応大学病院でインターン終了後、アメリカ留学。クリーブランド・クリニックでレジデント終了。順天堂大学講師、日本大学助教授、スタンフォード大学客員教授、日本冠疾患学会会長を歴任。現在、医療法人社団博心厚生会　九段クリニック理事長を務める。杏林大学客員教授他、役職多数。主な著書・監修書は「知っておきたい病気の知識」（三修社）、「体内年齢を若くする本」（主婦と生活社）など多数。

1 免疫力
2 血管・血液
3 脳
4 心臓・肺
5 肝臓
6 胃・腸
7 泌尿器・性機能
8 肌
9 目・耳・歯
10 骨・筋肉

取材／高橋利直　文／柴田敬三

1 免疫力

風邪を引きやすい、病気やケガが治りにくい、ストレスを抱え込む、下痢、皮膚などのかぶれ、ただれ、そしてガン…。免疫機能の低下は感染症や、多様な症状に表われます。

免疫には体に外敵が侵入するのを防ぐ機能と、入ってきた菌やウイルスを攻撃する機能の二つがあります。異分子、つまり病原体が侵入する経路は、呼吸、傷口、食べ物が主です。いかに免疫力を高めて、体全体の恒常性を保つかが健康のバロメーターであり、若さを維持する条件といえます。生命機能として非常に注目されているのがこの免疫力です。

多くのアンチエイジングの本の中では抗酸化がテーマになっていますが、免疫機能が加わって初めてアンチエイジング、健康長寿が達成できる、というのが私の持論です。そのために重要なことの一つが、腸内環境です。もう一つはリラックス。つまりストレスからの解放です。

免疫力の低下は20歳を越えたあたりから始まります。いわゆる体力の衰えで、ガンや生活習慣病の発生へとつながります。今、若い人も含め、生体年齢からみて15～20歳ぐらい老化が早まっているように見受けられます。体温が0・5度下がると免疫力は35％ダウンし、1度上がると免疫活性が6倍になるとも言われていますから冷えは大敵。文明社会の生活習慣で人間の免疫力は低下中です。

check!

これだけは知っておきたい

●抗酸化食品を積極的に摂《と》りましょう。色の濃い食品にはパワーがあります。βカロテン、ビタミンE、ビタミンC、リコピン、イオウ化合物。ポリフェノール類等。

●ビタミンCは体に浸入したウイルスをやっつけたり免疫力アップを促進。Eは有害な活性酸素を無害化する。若返りのビタミン。この二つが体内で一体となれば、若々しい細胞を維持でき、効果的。

●快眠、入浴は免疫力向上の条件。

おすすめの食品

●アブラナ科野菜。カリフラワー、芽キャベツ、キャベツ、ブロッコリー、小松菜、大根等が効力あり。

●赤ワインや和食のポリフェノールも有効です。

●キノコ類は免疫機能を活性化。水溶性のため、洗いはサッと。熱にも弱いので短時間で調理を。

2 血管・血液

健康で長生き。決め手は血管を若く保つことです。動脈硬化や血栓を予防し、血液サラサラが、老いも若きも、まず第一条件！

血管・血液の若さ健康維持とは血管壁路《へきろ》をいかに狭くさせないか、ということと、血液の正常な状態を保つことの2点です。

血管を丈夫に保つには、抗酸化物質でコレステロールがたまらないようにさせる。血液については糖分の摂《と》りすぎに注意し、また脱水状態を常に避けることです。1日ペットボトル2本分（2リットル）くらいは水分を摂って下さい。

日本人の病気での死亡順位は、ガン、心筋梗塞、脳卒中と、血管と血液が大いに関連しています。免疫力の向上のためにも血液循環がポイントになります。

また、高血圧や動脈硬化などは比較的高齢の方々の病気と考えられていますが、今日では若い人たちにも増えています。高脂肪の食べ物を摂り、運動不足になりがちな人は特にご注意下さい。

ドロドロ血液、高血圧、動脈硬化は三位一体です。血管が狭まり、心臓が強い力で血液を送り出すため高血圧となります。

血液ドロドロ、血管老化では、ストレス、太りすぎ、食べ過ぎ、甘い物、お酒、タバコ、息切れ、睡眠不足、打ち身のあざが消えにくい、こんな症状、傾向の方は要注意、生活習慣を改めましょう。

check!

これだけは知っておきたい

●物が二重に見える。耳鳴り、体の一部にしびれを感じる（脳卒中・脳梗塞の前兆）、息切れ、胸の痛み、明け方に苦しい（心筋梗塞）、顔や手足のむくみ、タンパク尿、頻尿《ひんにょう》（腎疾患）、足の赤紫色（下肢《かし》の壊死《えし》）以上は動脈硬化が考えられます。突然死にもつながるので十分気をつけて下さい。

●血管が詰まるのを防ぎ、動脈硬化予防によい納豆を夕食に食べると、血栓のできやすい朝に有効。

おすすめの食品

●緑茶のカテキンは血管老化予防に有効です。血液サラサラにも。但し2回お湯を入れるまで。

●青魚類。DHA・EPAは血液をきれいにし、血栓を溶かします。コンブ類、納豆、大豆食品、ゴマ（黒ゴマ）、玉ねぎ（1日4分の1個が目安）、酢、緑黄色野菜など。

3 脳

中年以後に衰えるのが、暗記力、記憶力、集中力。向上するのは、創造力、分析力、判断力、思考力。いかがですか？　思い当たることは？　脳は使えば使うほど成長します。

脳を若々しくするには、脳の血管を若々しくすることが大事です。人間の脳細胞（ニューロン）は20歳代の前半を境に1日10〜20万個が死滅してゆきます。死んだニューロンは再生しませんが、ニューロンには接続している情報回路があり、それが別のニューロンと接続して機能を維持するため、脳は使えば使うほど成長を続けられます。とくに前頭葉《ぜんとうよう》はいくらでも成長するのです。

その脳細胞の活性化にはＤＨＡなどが重要です。その他、コリンという物質やイチョウの葉などを摂取するのも有効です。意図的に食品やサプリメントを摂らないと不足しがちになります。というのは、年齢と共に食事の量が減少するためと、食事が偏《かたよ》るからです。従って、脳の血流をよくするもの、脳の細胞（ニューロン）を活性化するものを摂り、あとは体操、趣味を楽しむ、手足を使うことをする、人間のつながりを大切にする、好奇心を豊かにする、といった日常生活が重要です。

脳は「気持ち」というものが遺伝子をＯＮにしますから、体の老化を防ぐには心の感動を忘れないことにも気をつけて下さい。食や社交性も活性化のキーワードです。

check!

これだけは知っておきたい

●自然との接触を多くすること。山、海に行ったり、風に当たったり。土いじり、週末菜園、温泉もよい。
●ちょっとした物忘れは誰にもあること。頻繁《ひんぱん》になったら要注意！
●手先を使う。書く、手芸をする。日曜大工。料理、陶芸、楽器など。
●頭の体操。将棋や囲碁、パズル、マージャン、ゲーム、クイズなど。
●しっかりと噛んで食べる。
●中高年は特に「うつ」に注意。

おすすめの食品

●青魚に多く含まれているＤＨＡ。
●緑黄色野菜、大豆、レバー、えんどうまめなどのコリンを多く含む食品と共に、イクラ、スモークレバー、ひきわり納豆、モロヘイヤなどの、パントテン酸を多く含む食品を。記憶力向上、血圧低下、動脈硬化予防に有効です。

4 心臓・肺

肺と心臓は一体。肺は酸素を吸い込み、心臓から送られてきた炭酸ガスを含んだ血液を交換します。正しい呼吸は鼻呼吸。吐くことが大切。

本当の意味でのアンチエイジングの基礎となるのが心肺機能です。心肺機能を高めると、他の肝臓、胃腸などもよくなります。従って、免疫力を高めることと、心肺機能を高めることが若さを保つ秘訣です。

呼吸は吐くことが大切で、肺が活性化します。十分吐けば酸素は自然に入ってきますから、例えばチベットのようなところでも、残《ざん》気量《きりょう》をゼロに近づけるように吐けば、少ない酸素の高山でもやってゆけます。

もう一つ、正しい呼吸は鼻呼吸です。口呼吸は、鼻というフィルターを通さないため、細菌やウイルスがストレートに体内に入りやすくなります。また、鼻を通った空気はどんなに冷たくても一度体温で温まってから肺に入ります。

心臓についての若返りは、心拍機能を鍛《きた》える意味で、少し汗ばむくらいの運動をするとよいでしょう。ウォーキング、軽いジョギングなどで脈拍が1分間で120以上に上がるような運動を心がけましょう。

但し、心筋梗塞などが朝9時前後に多いように、朝の運動は避けて下さい。運動は、できれば夕方がベターです。

check!

これだけは知っておきたい

●心肺機能によい呼吸法。口からゆっくり吐く、腹式呼吸で鼻から、お腹を膨《ふく》らませながら吸う。これを繰り返す。

●マイナスイオンを多く取り入れましょう。自然の中、噴水、滝、浴室、シャワーなどから。

プラスイオンには要注意。大気汚染、紫外線、電化製品、化学薬品、接着剤などの環境ホルモンなどがそれに当たります。

●タバコはやめて、うがいも大事。

おすすめの食品

●コエンザイムQ10は心臓の衰えを防ぐ物質です。含まれる食品は、魚、ゴマ油、肉、菜種油など。サプリメントも、今や大人気です。

●ビタミンAは、口、鼻、のど、肺粘膜の免疫力を強化。アユ、豚肉、鶏肉、ヤツメウナギ、ウナギ等、カロテンに多く含まれます。

5 肝臓

沈黙の臓器といわれる肝臓。代謝の中枢《ちゅうすう》部を担うため、重要であり丈夫な臓器です。全体の20%が残っていれば機能を果たすため、肝機能の衰えは自覚しにくいので、ご注意下さい。

無言の臓器、肝臓は、赤血球の分解、毒素の分解、胆汁《たんじゅう》の産生、栄養の分解・合成・貯蔵など、色々な役目を持っています。従ってできるだけ負担をかけないことが大切です。ですから積極的に鍛えること、そのためには良質なタンパク質を摂る必要があります。あとは脂肪を摂り過ぎないこと。

また代謝を潤滑《じゅんかつ》にするために十分なビタミン類を摂取することも大事です。ちなみにアルコールは毒ですから、ほどほどに。

また、ウイルス感染にも要注意です。B型肝炎、C型肝炎にならないこと。日本では慢性肝炎の約80%、肝硬変の約70%、肝ガンの約90%がC型肝炎ウイルスによるものです。なおA型肝炎は衛生状態のよくない国で生ものを食べると感染の可能性があります。手洗いの励行《れいこう》を。中高年以後は重症化しやすいのでご注意を。

輸血、性行為などでB、C型肝炎は移る可能性があります。血液がお互いに混じり合うことが原因で防御の工夫が必要です。

肝臓病のサインとしては、おなかが張る、手のひら、鼻の頭が赤い、顔色・白目が黄色っぽい、体がかゆい、横になってもだるい、といった症状が見られます。

check!

これだけは知っておきたい

- ●摂りすぎた脂肪は肝臓にたまり、脂肪肝になります。過食、栄養過多に要注意。
- ●低脂肪、和食が肝臓には最適。
- ●過食を防ぐためには、①早食いしない、②空腹になりすぎない、③夜遅く食事をしない、④お菓子やジュース類の買い置きをしないことです。
- ●深酒は禁物。適量を時間かけて、食事と共に、薄めて飲む、毎日飲まない、などの工夫をして下さい。

おすすめの食品

- ●シジミは肝臓機能の働きに有効です。二日酔いの緩和にも…。
- ●ウコンは肝障害の予防や機能改善に効果があります。
- ●肝臓の働きをよくする、L・システイン。柿、大根、ネギ、カキ、栗、ハチミツなどに含まれています。美肌効果もあります。

6 胃・腸

老化すると胃酸が減り、消化力も低下します。するとピロリ菌が増え、ガンの可能性に…。腸の老化も心配です。便やおならで腸年齢をチェック。胃も腸も若々しい状態にキープ！

40歳以上の人の70％ぐらいが、ピロリ菌に感染していると言われています。手洗い、うがいを励行して下さい。食べ物からも入ります。治りにくい胃潰瘍や十二指腸潰瘍はピロリ菌の可能性がありますし、胃ガンの原因となります。

胃はまたストレスに非常に弱い臓器です。これも要注意。さらに胃を荒らす食べ物を避けることも大切です。刺激性のあるものは控えましょう。もう一つ。タバコを吸うと血管が収縮しますから、胃には負担です。心肺機能への影響と共に、百害あって一利なし。

また、塩分の摂りすぎ、脂っこい食べ物にも気をつけて下さい。

腸は腸管から栄養吸収を行うとともに、免疫力に影響を与えます。有害物質を腸に存在させない生活習慣が大切です。ビフィズス菌などの善玉菌が若さの秘訣。慢性的便秘は悪玉菌を増やします。

野菜などの食物繊維をよく摂り、お通じを気持ちよくさせましょう。食生活の乱れ、運動不足、ストレス、これらが排便に悪影響を与えます。くさいおならや便、黒い便、コチコチや泥状の便。何日も続く便秘、要注意です。胃腸を冷やさないことも大切なポイントです。

胃・腸年齢の若さは健康の味方。

check!

これだけは知っておきたい

●ストレスで胃に穴が開くことも、それも一晩でです。慢性ストレスは慢性胃炎の原因。
●腹八分目でゆっくり食べましょう。よく噛むことが消化吸収にも有効です。食事の量も減ります。
●コンニャクを食べましょう。ローカロリーな食物繊維。便秘改善。
●腸を活性化し、便秘解消に欠かせないのが腹筋。老化防止対策。
●週末断食や一食だけの断食も有効です。但し無理は禁物ですが。

おすすめの食品

●胃壁《いへき》を守るためには乳製品を。キャベツのビタミンUが胃の新陳代謝を活発にさせ、胃粘膜を守ります。その他、セロリ、レタス、アスパラ、大根、青のりも有効。
●腸には生野菜の他、豆類や海草、根菜も効果的です。乳酸菌、オリゴ糖、りんごも腸の味方です。

7 泌尿器・性機能

中高年になると、男性は前立《ぜんりつ》腺肥大症《せんひだいしょう》、女性は腹圧性失禁《ふくあつせい》や感染症に要注意。腰の冷えは泌尿器に負担をかけます。

泌尿器は何といっても感染を受けやすい場所なので、清潔第一に。次は骨盤、筋肉の機能を保つこと。そしてホルモンをしっかりしておくことが肝腎です。

男性、女性ホルモンの低下、更年期障害。男性の性機能にも問題が発生しがちです。

免疫系、ホルモン系、神経系のバランスが崩れてきているのが、最近、更年期が早まっている原因の一つです。特にホルモン系の分泌不足です。食生活やストレスに影響されているからでしょう。ますます広がる傾向にあります。

40歳を越えたあたりから、腎機能が低下します。従って生活習慣病にかかりやすく、尿の異常が見られます。十分な水分で腎臓の働きを助け、ろ過、再吸収のシステムを円滑にするとよいでしょう。尿の色が濃くなったら、水分の補給をして下さい。

性機能を若くする。もう年だから、などと言わず、いつまでも意欲的でありたいものです。女性は更年期に入ると卵巣機能が低下し、子宮は少しずつ小さくなります。加齢による生理現象です。

男性は女性ほどはっきりしません。もちろん年とともに性的能力は衰えますが個人差があります。

check!

これだけは知っておきたい

●腰を温める方法としては、使い捨てカイロや足湯が効果的です。

●細菌感染やウイルスに対して、免疫力を高めることが有効ですが、エキナセアは欧米で人気です。

●更年期の症状。高コレステロール、動脈硬化、高血圧。体のかゆさ、しびれ。肩こり、腰痛など。ほてり、のぼせ、冷え、発汗。口が渇く。不安感、憂うつ、不眠、耳鳴り、判断力低下。性器の萎縮、頻尿《ひんにょう》、尿もれ、下痢、便秘など。

おすすめの食品

●ニンジンは体を温め、若さを保ち、細胞老化を防ぎます。

●クランベリーは感染症予防に。

●ザクロ、大豆イソフラボン、亜鉛。また、ニンニク、ネギ、玉ねぎ、山芋、オクラ、ウナギなどのヌルヌル系食品を多く摂りましょう。タンパク質の吸収を助けます。

8 肌

古くなった皮膚細胞は、アカになり、はがれて新陳代謝を繰り返します。28日かけて…。周期は当然、加齢と共に長くなり、また再生能力も低下します。肌の若さとは?

肌の若さを保つのはコラーゲン(動物の皮革、腱《けん》、軟骨などを構成する硬蛋白質《こうたんぱくしつ》の一種)とよく言われていますが、本当は肌の下にある毛細血管の潤滑《じゅんかつ》がいかによい状態にあるか、なのです。細胞は血管とつながっていないため。その細胞管域《さいぼうかんいき》の水分をいかに豊富に保つかが大切。

また、紫外線は非常に肌にダメージを与えます。これを光老化と呼びます。紫外線以外に肌の老化を早める危険因子は、乾燥、ストレス、睡眠不足、ホルモンの異常、偏《かたよ》った食生活などです。

美肌は深夜つくられるってご存知でしょうか。皮膚細胞の再生は、深夜0時から2時の間に盛んになることが分かっています。人間の生体リズムからみて深い睡眠時間帯にあたるこの時間帯にぐっすり眠ることが、肌の若さを生み出す方法の一つです。

寝ている時間は普通体温が下がります。肌は、体温が下がることにより毛細血管などが縮小傾向になっていると考えられます。従って、夜も基礎代謝が上がるような食事、例えば中華料理やトウガラシのカプサイシン、トウガラシのお茶を夜飲むなどすれば、肌のうるおいは一層保たれると思います。

check!

これだけは知っておきたい

●日中の陽射しは肌を乾燥させ、シミ、シワを作ります。
●乾燥を防ぐのも大切。肌を清潔に保ち、角質層の保湿も重要です。
●ビタミンCは、メラニン色素の増加を抑え、シミを薄くする美白効果を持ち、毛穴を締めて肌のキメを整えます。旬の果物を摂りましょう。
●コラーゲン。若さを保つためには欠かせない栄養成分です。レチノール、コウジ酸も有効です。

おすすめの食品

●ビタミンHも大事です。鶏や豚のレバー、イワシ、ピーナツなど。
●ビタミンCは、緑黄色野菜、イチゴ、キウイ、かんきつ類に多く含まれています。レモンの輪切りを肌に乗せるのは逆効果。
●納豆のネバネバも肌に有効です。

9 目、耳、歯

新聞や本、遠ざけないと読みにくい。誰もが経験する目の老化は、40代から始まります。耳は突然老化はしませんが、突発性難聴《とっぱつせいなんちょう》に注意。歯の老化は歯周病から。若さを保つ秘訣は？

目は一番老化しやすい機能です。なぜかと言うと、太陽光線の問題、運動不足、ビタミンE不足、目の使い過ぎ、これらが重なっているからだと思います。加齢による老眼は生理現象ですが、早くすすむ人は生理的老化を促進させる要素があります。それを避けることが若さを保つヒントでしょう。ブルーベリーなどは、ビタミンAの強い要素があり、目にいいですね。網膜の光を感じ取る力が衰えないようにする効果があります。

目の老化の問題では、白内障があげられます。これは糖尿病によるものもあります。次にゆがんで視力低下する加齢性黄斑変性症《おうはんへんせいしょう》。黒い点がちらつく飛蚊《ひぶん》症（これは心配ありません）。それと視野が狭くなる網膜剥離《もうまくはくり》、眼底出血《がんていしゅっけつ》、緑内障があります。

この20～30年、ディスプレイ、キーボードでの長時間作業で、頭痛、めまい、イライラが増加中。

耳については、突発性難聴のケースは耳鼻科に行って下さい。耳の老化には普段から抗酸化物質の摂取がよいでしょう。

歯ですが、自分の歯をいかに長く残すか。80歳で20本を目指しましょう。食べ物をよく嚙むことが老化を防ぐ大切な要素です。

check!

これだけは知っておきたい

●60歳ぐらいまでは老眼は進みます。目の機能低下には老化のみでなく、高血圧、動脈硬化、糖尿病などの全身疾患も潜《ひそ》んでいます。
●パソコンでの目の疲れ対策は、1時間に1回は10～15分の休息を。
●白内障予防は紫外線のカットを。
●歯の老化は歯周病から。糖尿病、ビタミンAなどの不足。ストレスなどでの自律神経の乱れに注意。
●よくかむと、頭の血液循環量が増えて体温も上がり老化防止に。

おすすめの食品

●目に効くのはアントシアニン。ブルーベリー、赤ジソ、紫キャベツ、ナス、ブドウ、スイカなど。
●目に効くほかの栄養素は、ビタミンA、B_1、B_2、B_6、B_{12}、C、E、タウリンです。
●歯にはカルシウム、ビタミンA、C、D、マグネシウムなどが必要。

10 骨・筋肉

車社会と共に、エレベーター、エスカレーターに乗り、家事なども電化された今日…。運動不足の時代とも言えます。骨と筋肉が衰えると老化がずっと早まります。

「体」は旧字体では「體」と書きます。つまり、元来、体とは骨が柱になり、その周りに筋肉が豊かについて体になったわけです。従って、体を鍛《きた》えるということは、骨と筋肉が丈夫でなければ成り立ちません。いわば健康の基盤として極めて重要な部位なのです。

骨は運動と骨粗鬆症《こつそしょうしょう》の予防の両面が必要で、サプリメントによる骨対策も有効です。

骨の衰えは、骨折しやすいこと、骨粗鬆症、腰痛が起こりやすくなること、関節痛などとなって表れます。

一方、筋肉の衰えは、転びやすくなる、立っている姿勢が続かない、血液循環の悪化、五十肩などに影響します。40代以降は特にウォーキングやストレッチをした方がよいでしょう。

男女共に年を重ねるに従って骨量が減りますが、閉経後の女性は著しく骨密度が下がります。女性ホルモンのエストロゲンという骨形成・強化の要素が減少するためです。万全な対策が必要です。

悩ましいのが五十肩です。肩関節が自由に動かせず、激痛が何日も続くからです。筋肉の老化が原因で起こります。日常の趣味を兼ねた適度な運動で予防しましょう。

check!

これだけは知っておきたい

●腰は体の中心をなす部分です。腰椎《ようつい》は特に背骨の下にあり、上体の重さを支え骨盤に伝えます。腰椎を守るためには、周囲の腹筋や背筋を強くすると有効です。

●中高年のヒザの痛みは、年齢、体重、生活習慣に原因があります。関節軟骨の老化と太ももの筋肉の衰えですから、適度なストレッチや運動で若さを保ちましょう。

●骨粗鬆症対策はカルシウム、ビタミンD、日光浴、ストレッチ。

おすすめの食品

●骨にはカルシウム。乳製品、イワシの丸干しなどの小魚、大豆製品、海藻類。ニボシや干しシイタケなど。紫外線を避けた日光浴でカルシウムの吸収の促進を。

●ビタミンDを含む食品。グルコミンサンのサプリメント。コンドロイチン（ヌルヌル食品）も有効。

参考文献／「カラダ年齢を若くする100のコツ」「体内年齢を若くする本」（共に阿部博幸監修・主婦と生活社刊）

特集 2

長寿と心のあり方を考える

上野圭一（翻訳家・鍼灸師）　P.72
KeiichiUeno

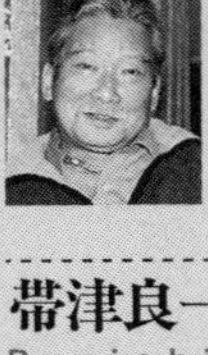

長寿の先になにがあるか
早稲田大学卒業。日本ホリスティック医学協会副会長。代替医療利用者ネットワーク副代表。消費者、市民、エコロジー等の幅広い視野で鋭い理論を展開。アンドルー・ワイル博士の訳者でも有名。著書に『代替医療』（角川書店）他。著書・訳書多数。

帯津良一（帯津三敬病院名誉院長）　P.85
RyoichiObitsu

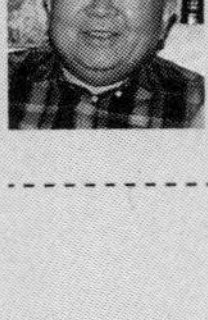

「今」をしっかりと生きる養生法
東京大学医学部卒業。医学博士。帯津三敬病院名誉院長。帯津三敬塾クリニック顧問。日本ホリスティック医学協会会長ほか役職多数。がんなどの治療で患者の自然治癒力を引き出すホリスティック医学、ホメオパシーの第一人者。著書多数。

世界一の「長寿国」日本の抗加齢の実態はどうでしょう？

老化に抗《あらが》う機械論的な「アンチエイジング」が医療のトレンドとなっていますが、老いを人間の成長のプロセスとして受容して、今日の生き方を見直し、生きることの誇りや何らかの使命を確信することで、安心して死を迎えることこそが大切なのではないでしょうか。

東洋に古くからある、スピリチュアルなアンチエイジングについて上野圭一さんに伺いました。

アンチエイジングの落とし穴
長寿の先に何があるか

上野圭一

（翻訳家・鍼灸師）

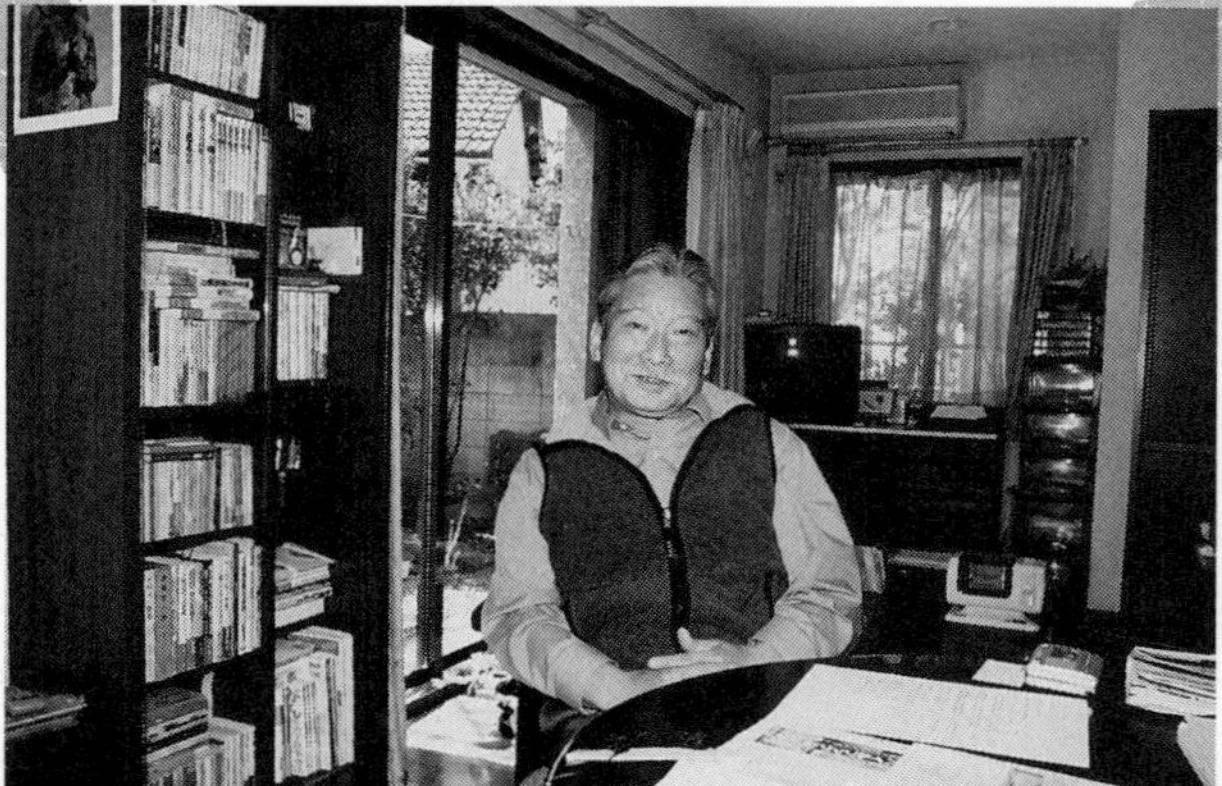

うえのけいいち
早稲田大学卒業。日本ホリスティック医学協会副会長。代替医療利用者ネットワーク副代表。消費者、市民、エコロジー等の幅広い視野で鋭い理論を展開。アンドルー・ワイル博士の訳者でも有名。訳書に『癒す心、治る力』（角川書店）、『ワイル博士のナチュラル・メディスン』（春秋社）、『ワイル博士の医食同源』（角川書店）等。著書に『補完代替医療入門』（岩波書店）、『代替医療』（角川書店）。

本来、人間の意図で左右することができなかったのが「寿命」「天命」

霊性（スピリチュアリティ）なきアンチエイジング（抗加齢）というのは悪夢の世界だろうなと、最近のブームを見て感じています。というのは、私の母親は94歳ですが、いわゆる認知症（いわゆる痴呆《ちほう》症）で本当に気の毒な状態なのですね。ここ7、8年、そういう状態です。母親の病院に行くたびに、こういう晩年は迎えたくない、という感じをますます強くしているところです。でも現実には、そういう認知症患者が増えているわけですし、日本がふたたび世界一の長寿国になったといわれていますが、実態としては、私の母のような認知症患者などがどんどん増えている状況そのものでもあるわけです。悪夢的な長寿・高齢化社会になっているという実感が強いところに、機械的なアンチエイジング医学というものが登場してきたことに、私はものすごく違和感を覚えるんですね。

人の年齢、あるいは寿命をどう捉えるか。寿命といっても、生物的寿命と健康寿命のふたつがあります。健康寿命という言い方は、つい最近、あまりにも生物的な寿命だけが重視されていることへの批判と反省から出てきた考え方ですね。本来、寿命というのは人間が意図的に左右できるものでない、と考えられてきました。運命的というか、寿命だからあきらめる、という考え方だったと思います。そういうふうに自分や周囲の人たちに言い聞かせることによって、いわゆる執着を断ち切ることができた。これは、人だけではなくて、物でもそうですね。この考え方は、今の「健康寿命」ということに近かったはずです。何かの役に立って、あるいは幸福でいられる状態のことですね。

ところが、そこを過ぎて、ただ生物的に生かされている状態、社会的にまったく「無用」な状態というのは、現代社会以前には想定外の存在だったと思うのです。そのような存在が、どんどん増やされてしまって、結果として、今日の日本は「長寿」世界一となっているわけです。そういう問題に気づいた人たちの一部が「アンチエイジング」ということを言い出した。何に対してアンチかというと、「死」や、その前の悲惨な状態への恐怖感に対してです。

そもそも「アンチ」という言い方に違和感があります。抗生物質もそうですが、「抗〇〇〇」という医療法や薬剤はたくさんありますね。抗うつ剤とか抗アレルギー剤とか、この「抗」という字は、西洋医学が現代医学に発展するプロセスで生まれてきた特有の考え方であって、伝統医療にはない発想です。

もちろん伝統医療にも長寿法はあります。養生法とか、あるいは仙人に習う仙術とか、そういういわば修行法というか、生き方のテクニックのような知恵の伝授というのは昔からあります。しかし、老化に抗していくという発想はなかったようです。老化そのものを評価しながら、老いることが人間として成長することであり、最終的にその成長のプロセスを経て子どもに戻り、死んでゆく、という思想です。ですから、そのプロセスを止めて、流れを逆転させようという発想、それ自体がなかったんですね。

老化という自然なプロセスを受容できれば機械的なアンチエイジングは要らない

人生、何のために生きるのか？　ということで言えば、東洋的には、とくにインドの「四住期」の考え方に端的に現れていると思います。インドの人たちにとってのライフスタイルの理想型で、人間の一生は学生《がくしょう》期、家住《かじゅう》期、林住《りんじゅう》期、遊行《ゆぎょう》期という4つの時期に分けられています。学生期というのは、生まれてから学習をして社会に適応するために学んでいく時期。家住期はその学んだ結果を活かし、家を持ち、子どもを育てる時期。子どもが成人したあとは、家を捨てて自然に入っていく林住期。最後は、その暮らしをも捨てて、ガンジス川のほとりで暮らし、死んでゆく。

そういう理想の生き方に、自分もいつかは近づきたい、そういう希望を持ちながら生きてきたのが、東洋人の基本的な生き方だと思います。そこには、アンチエイジングの考え方が入り込む余地はまったくないですし、さらに言えば、老いること自体を賛美している思想なのかもしれません。老いの最終的な姿のひとつとして、一種の認知症的な症状が訪れる。それは病気ではなくて、人生のサイクルの最終的な姿として、家族や地域社会が受け止めるわけですね、否定的に捉えるのではなく。

『痴呆の哲学』を書かれた東大名誉教授の大井玄《げん》先生と対談をしたことがあります。大井先生は、杉並区や沖縄でフィールドワークをやられていますが、そこでは、いわゆる病理学的痴呆とかアルツハイマーといわれる状態に陥《おちい》っても幸福な日々を過ごされている老人たちが現にいる、というお話をされました。家族や地域社会の中で「おじいちゃんは子どもに返ったんだね」と優しく接してもらえる環境に恵まれたときに、その老人は幸福な日々を送ることができる。それを病気と捉えて何とかして治療しなくては……というサイクルに入り込んでしまうと、逆のパターンになってしまう。そこにヒントがあるのではないでしょうか。

アンチエイジングという医療のトレンドは、はっきり言えば、顧客に売り込むためのいわば「魅力的な新商品」なわけです。誘い文句をこれでもかこれでもかと出して、マーケットを開発する戦略に過ぎないという気がしています。だからこそ、悪夢なんです。

大井先生がおっしゃるように、「死んだらどうなるの？」というのは、誰もが考える不安感、恐怖感であって、それを取りのぞく何らかの「安心剤」があればいいわけです。それは、ある種の宗教的な悟りであっても、そうでなくても、いい。その人が、それなりに安心できるような、死んでも大丈夫なんだ、という心境になれることが、やはり、その人の幸せの根源につながっていってほしいと思います。ですから、繰り返しになりますが、老化という自然的な現象に抗《あらが》っていく発想は、私はあまりいいと思わないのです。

「死を超えて生きる」人は健康と安らぎを手に入れる

若くして死んだとしても、天寿を全うしたとしても、どのような死に方をしたとしても、「死」は万人に平等です。だからこそ、よりよい人生であるために、明日をよりよく生きるために、今をよりよく生きる。結局、これに尽きてしまうでしょう。これが、養生という考え方です。

そのうえで、「死後の世界はあるのだろうか？」という絶対に通過しなければならない議論があるのですが、これはもちろん結論が出ている話ではないので、それぞれ、いろんな見解があって当然だとは思います。

ただ、面白いなと思ったのは、ゲイリー・ドーアが編集した『死を超えて生きるもの』という、私が翻訳した本が春秋社から出ていますが、この中で、ある調査によると、死後の世界について何らかのかたちで信じている人の健康度は、死後の世界を信じていない人の健康度よりも高いというデータがあるんですね。これは、けっこう重要な示唆ではないかと思います。

スウェーデンボルグ（1688年〜1772年、スウェーデンの思想家。天文学・機械工学・数学・宇宙論・解剖学・生理学・鉱山学など多方面の分野で先駆的な研究をおこなった）が言うような死後の世界があるのかどうか、それは分かりませんが、あるいは仏教的な成仏《じょうぶつ》とか輪廻《りんね》の思想があっても、それはいいと思います。

その人なりに、自分が生まれてきた理由とか意味、誇りや自分なりの使命感、そういうものを感じることができるなら、生の延長として死後の世界があるかどうかは別として、体が滅びても、自分が生きた証《あかし》が残るという確信が「死を超えた安寧《あんねい》」につながっていくのだと、私は思います。

そういう安らぎを得るために、宗教があったり、哲学があったりするわけで、そういった心境に至るための知恵とかツール（道具）が、本当の意味の「アンチエイジング」でしょう。「アンチ」ではなく、「ナチュラルエイジング」とでも言うべきでしょうか。

スピリチュアリティと自然治癒力
小さくても新しいことの積み重ねの中で

「8週間プログラム」の提唱者で、日本でも有名なアンドルー・ワイル博士（アリゾナ大学医学校統合医療プログラム部長、合衆国議会「がんの代替療法研究委員会」の評議員。『ナチュラル・マインド』『ナチュラル・メディスン』など著書多数）は、現代医学だけではなく、北米・南米・アジア・アフリカなどの伝統医療やシャーマニズムをフィールドワークして、その実践的研究から、現在では代替医療・薬用植物・変性意識・治癒論の第一人者といわれています。

医者としては、70年代頃は「ヒッピードクター」と呼ばれて、ヒッピーの間では有名人、一般社会ではちょっと怪しい人……みたいに受けとめられていたのですが（笑）。

欧米で従来おこなわれていた健康法といえば、体をよく動かす、いいものを食べる、よく眠るとか、そういったものでしたが、ワイル博士は、それだけでは十分ではないということを、ずっと指摘し続けてきたのですね。東洋では当たり前のように言われていることですが、呼吸法への着目もそのひとつです。

83年に出した『人はなぜ治るのか』という本に「健康の10大条件」が書かれていますが、実はこの段階では、まだ呼吸の重要性は指摘されておらず、80年代末に出された改訂増補版で、初めて呼吸法の重要性が欧米社会に紹介されました。そういう意味で、新たな統合医療を生み出した人といえるでしょう。

そのワイル博士が言っているスピリチュアリティというのは、それほど難しいことではありません。また、必ずしも宗教的なことでもなくて、わりあい誰もが共感できるものをピックアップしているのですね。

例えば「人を許す訓練をする」というようなこと言っていますけれども、これは数ある健康法の中でもユニークな課題です。「今週の課題は、『どうしても許せない』と思っていた人を許してあげよう」といったテーマはとても面白い。最も許せないと思っていた人を許すということは、心の中の話です。普通、1週間で許せるまでになるのは難しいとは思いますが、プロ

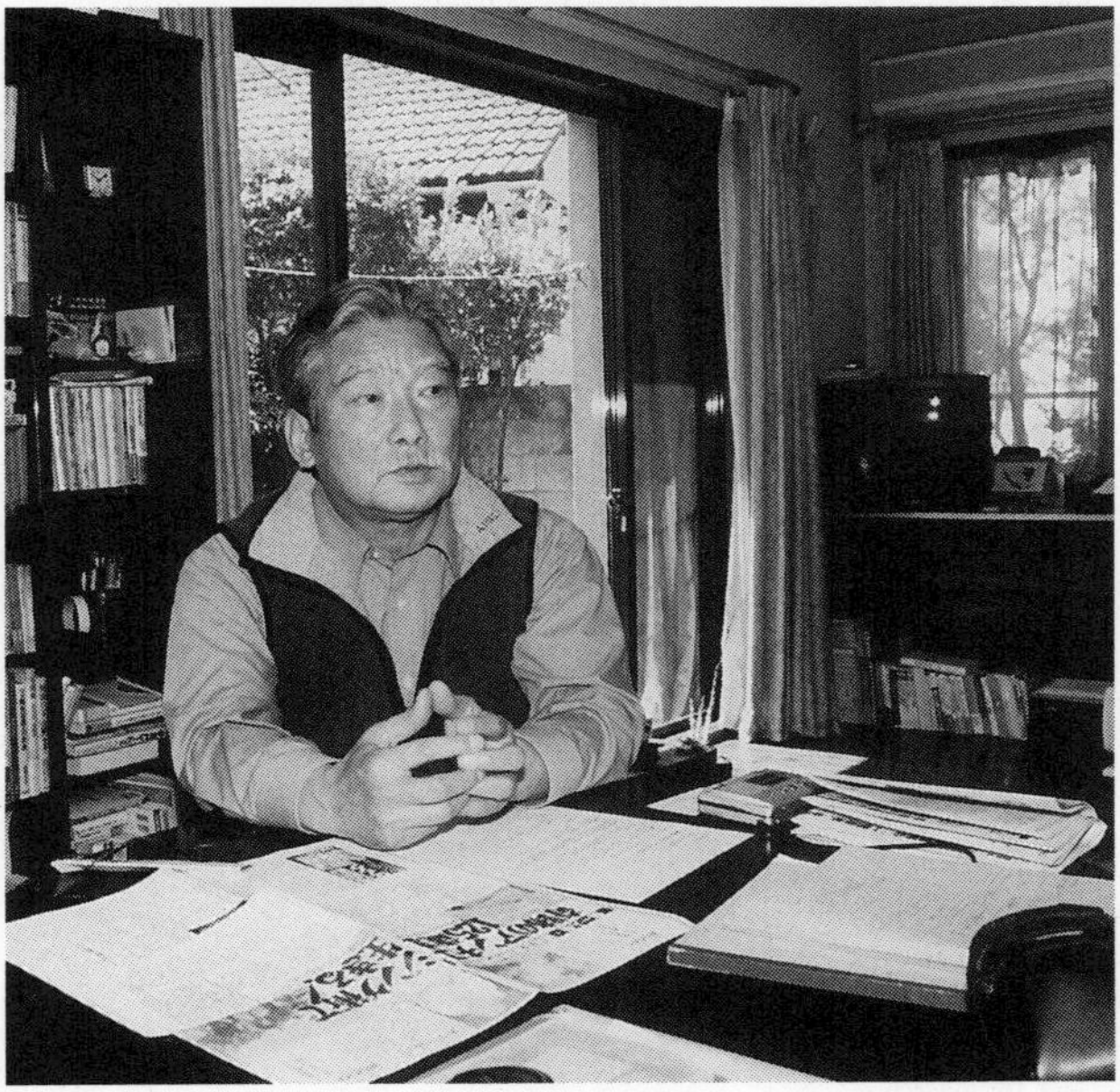

「抗」という字は、抗アレルギー、抗うつ剤と西洋医学が発展するプロセスで生まれてきた言葉。代替医療で使うには違和感がある。

グラムの中でそれなりに努力をして、最終的に、その相手に実際に会うなり、電話をするなりして、わだかまりを解くことができれば、課題はクリアしたということになります。

日常の世界から勇気を出して一歩外に踏み出すことが大事

人間は、ボディ（身体性）、マインド（精神性）、スピリット（霊性）から成り立っていて、そうであるなら、病を治し、自然治癒力を高めるためには、それらすべての治癒が必要だということで、スピリチュアリティの部分にまで入っていくところが、とても面白いと思いますね。

あるいは、普段、美術館に行く習慣のない人が半日でも美術館に行く、という課題。その人にとってはかなり日常生活から逸脱することかもしれませんが、やってみることによって、自分の中に荒《すさ》んでいたものがあることに気がつく。

それから、「部屋に花を飾る」という行為も、それ自体はとても簡単なことで、習慣として日常的にやっている人もたくさんいるわけですが、やっていない人にとっては、花ビンを探して、花を選んで、それを束ねて、きれいに飾るということは、けっこうたいへんなことでしょう。

ちょっとしたことでも、その習慣がない人にとっては、自分のこれまでの世界から一歩外に踏み出す行為、自分の心を広げる行為になります。

そういうことの積み重ね、今までやらなかったことをやることによって、今までの自分のなかで、なにか悶々《もんもん》としていた霧のようなものが晴れて、新しい世界が広がって、そこに他者とか、自然とか、生物的な営みと、あらたにつながることができる。そういうところがミソだと思います。

いきなり「神に感謝せよ」といった話ではなくて、自分の心の中にわだかまっていたものを、ちょっとした行動によって解いていくことが、自然治癒力を高めることにつながっていく。それなくしては、健康というものは十分には達成できない、というのがワイル博士のホリスティック医療の基本的な考え方です。

低下してしまった現代人のサバイバル情報判断能力

私たち人間の体と心の中には、空気や水、食べ物以外にも、情報とか他人の感情など、あらゆるものが、ドサッと入りこんできます。それを、その人なりに加工して、うまく処理して、排泄《はいせつ》しているんですね。そのサイクルが保証されているかぎりにおいては私たちは健康でいられます。ただし、その能力やキャパシティというものは、人によってかなり個人差があります。

その中でも、もっとも基本的で、生きていくうえで大切な、いわゆるサバイバルのために必要な情報があります。天候であるとか、食べ物が腐っているかどうかとか。それを自分でパッと見分けられる能力ですね。いわゆる野生動物としての情報判断能力が人間にもベースにあって、その上に、情緒的な部分も含めて、いろいろな人間特有の能力があるわけです。

しかし、現代の先進工業国の人間は、物質的な豊かさに慣れてしまったことに加えて、日々、自分の中に飛びこんでくる情報があまりに多すぎて、自然で本能的な、生存のための情報判断能力がかなり低下してきていると思います。実際、その食べ物が腐っているかどうかさえ分からないという人が増えています。

記憶あるいは教育で無理やり詰め込まれた情報があまりに多すぎるので、サバイバルに必要な情報判断能力が弱まっているというのが、現代人の特徴です。そういう詰め込み型の情報の蓄積、処理を司るのが、人間特有の大脳新皮質です。ワイル博士が言っているのは、そういう大脳新皮質のシステムに入ってくるような情報をしばらく断つ必要がある、と。

もちろん、いっさい断つというのではなくていいのです。断食にしても、最低限の水など、いわゆる生存ラインはしっかりとキープした上でおこないますね。情報にしても、情報過多で、生存に必要な情報か否か、それをどう活かすかという能力が低下しているからこそ、余計な情報はいったん遮断《しゃだん》してみよう、生きていくうえで最低限必要な情報とは何か、もう一度考えてみよう、ということなのです。

情報が情報ではなく毎日、ゴミになってしまって、本当に必要な情報が取り出せない。本来、体が持って

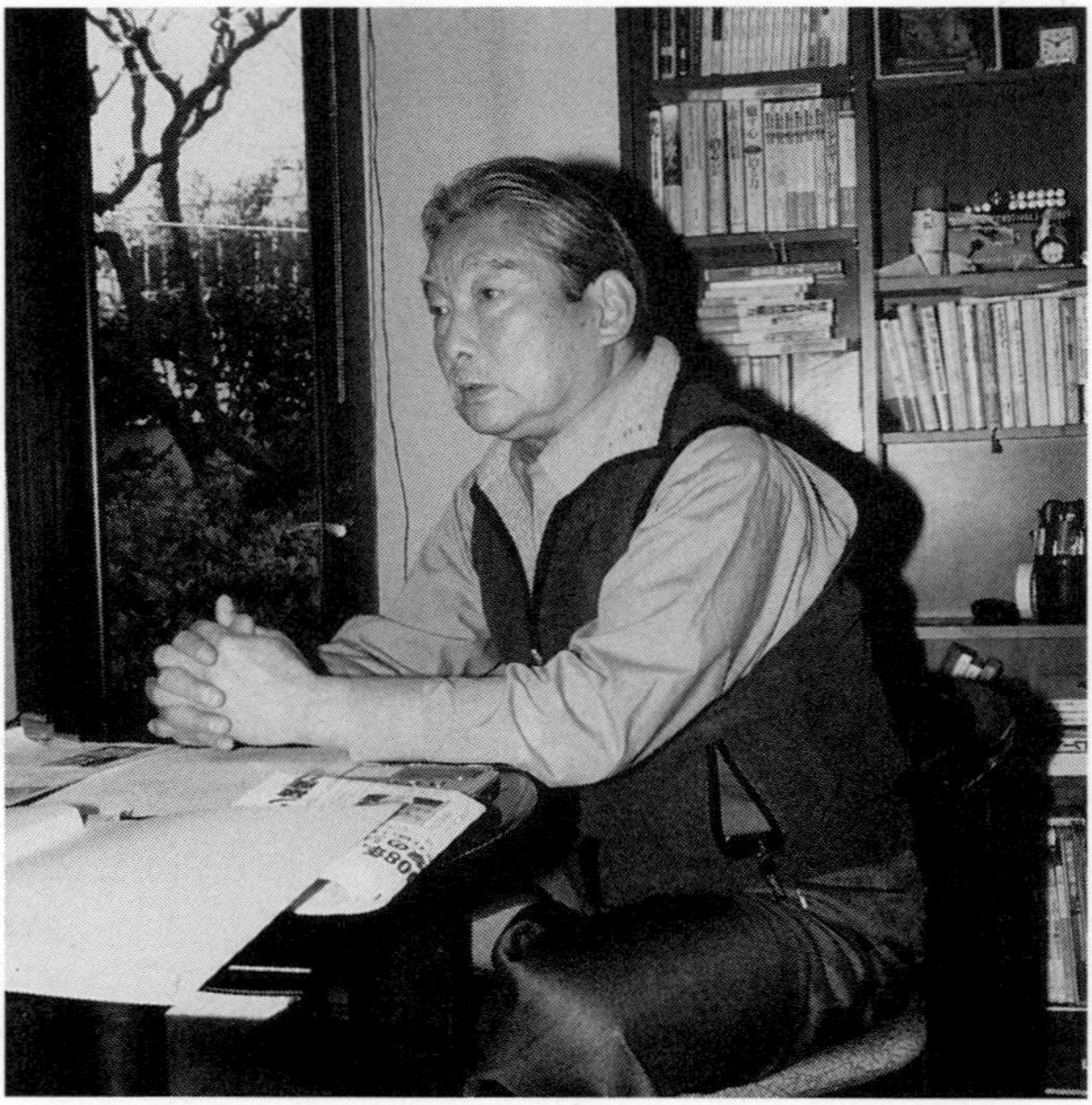
「ナチュラル・エイジングこそ大事」という上野圭一さん

いる免疫系、外敵に対する排出能力や防衛反応の低下が問題であって、例えば、食の安全といったことは、そういった全体の中のひとつの領域なのです。

ワイル博士は次回作として、「ヘルシーエイジング」についての本を書いているということです。まだ読んでいないので分かりませんが、ワイルさんなら機械論的なアンチエイジングの話ばかりするはずはありませんので、ボディ、マインド、スピリットの部分、つまり魂の基礎まできっちりと押さえていることでしょう。乞《こ》う、ご期待です。

治癒系の働きを阻害する8つのファクター（要因）とは

「自然に生きる」ということで言えば、体の機能としての「治癒系」が自発的にうまく機能しているかどうかが大切になってきます。

実は、治癒系という系そのものは、全体像がまだ未解明で、非常に新しい分野なのです。脳神経系、免疫系、内分泌系といった重要な情報やエネルギーを司っている系を束ねた、それよりも上位の系があるに違いないと言われて、研究が進められていますが、古いお医者さんの中には、治癒系なんてないんだ、免疫系がそれなんだ、という人がいます。

しかし、これはまったくの誤解であって、免疫系というのは防衛の段階であって、治癒までをも司っているわけではありません。治癒系というのは、免疫系とか脳神経系とかホルモン系などを総合して、それらをフルに駆使《くし》して動かす系であり、未知の領域なのです。ですから、今は十分に解明されていませんが、少なくとも分子レベル、DNAレベル、全身レベル、あるいは心理レベルまで、治癒系特有の働きがある程度、観察できるのです。

アンドルー・ワイル博士は、著書『癒す力、治る力』(角川文庫)の中で、治癒系を衰えさせる8つの要因(①エネルギー不足、②循環不全、③浅い呼吸、④防衛障害、⑤有害物質、⑥老化、⑦心理的要因、⑧精神的・霊的な問題)を挙げていますが、極めて具体的で、これは知っておくといい情報です。

治癒系が自発的にうまく機能しているかどうかが大切

エネルギー不足というのは、物理的・生理的なエネルギーだけではなくて、心理的・霊的なエネルギーも含まれる、と。ポテンシャルがずっと落ち込んでいる状態ですよね。

そのエネルギーも含めて、血液やリンパ液が、体の隅々まで、末梢《まっしょう》から末梢まで循環して、きちんと生命活動ができるわけですから、その循環に滞《とどこお》りが生じれば当然、治癒系の力が落ちてきます。

循環不全だけではなく、呼吸が浅いということも、治癒系の働きを阻害《そがい》します。呼吸がどうしても浅くなってしまう、あるいは不規則になってしまうということは、ただ単に酸素と二酸化炭素のガス交換がうまくいかないだけではなくて、実際はもっと深いところで、エネルギーの問題、気の問題と絡《から》んでくるわけです。

そういった治癒系への阻害要因の中に「老化」が含まれています。呼吸ならある程度コントロールできるでしょうが、老化は大きくはコントロールすることができません。というより、コントロールできる代物ではなくて、やはり時間と共に着実に訪れる変化、生きとし生けるものすべてが共有する特徴、それが老化なのです。

確かに、老化は治癒系のレベルを下げるファクターのひとつになっている。ここの部分だけでも、何とかして食い止めたい……というのが今のアンチエイジングの思想です。

しかし、ここだけを食い止めるということは、実際には不可能です。すべてがリンクしてる中で、できるかもしれないことは、老化の進行速度を多少遅らせることくらいですね。

自分の肉体が、老化して使い物にならなくなったとき、若い肉体に乗り換えても、「自分」というものを存続させたい……。老化防止、アンチエイジング、不老不死の思想をつきつめていけば、サイボーグになるしかない、ということですね。

アンチエイジングの一方で臓器移植促進のための「脳死」認定促進の動き

今、移植医療に関して、いわゆる「脳死」を人間の死と認めよう、という動きが活発化しています。これまでは、移植が必要になりそうな場面のみにおいて脳死を人の死と認め、そうでないかぎり、心臓死を人の死としてきました。今後は、すべての人の死を「脳死」に統一してしまおう、という動きです。


これは非常に問題だと思います。欧米では必ずしもそうはなっていません。その目的は、当然のことながら、新鮮な臓器が必要だということです。

脳死というのは、事故などによる極めて少ないケースです。ほとんどは脳死の状態を経ないで亡くなっていくのが通常です。しかし、脳死という特異で数少ないケースを「増やしたい」という意図が、医師によって現実化されるという意味で、これは非常に怖いことです。

アンチエイジングということで人の寿命をさらに延ばそうという商業的な動きがある一方で、この脳死、臓器移植の世界では、いわゆる死の判定基準をできるだけ緩和し、少しでも早く、まだ体温が温かく、血液が巡っているうちに死んだことにしてしまいたい、というニーズもまた高まっているわけです。しかも、ヒューマニズム、人道的な理由のもとにです。

一見、説得力がありそうな理由ですが、臓器移植を必要としている何万人の人たちのうち、それによって実際に救われる人の割合は、ごくわずかです。ことの本質は相変わらず隠蔽《いんぺい》されたまま。いろんな議論が、

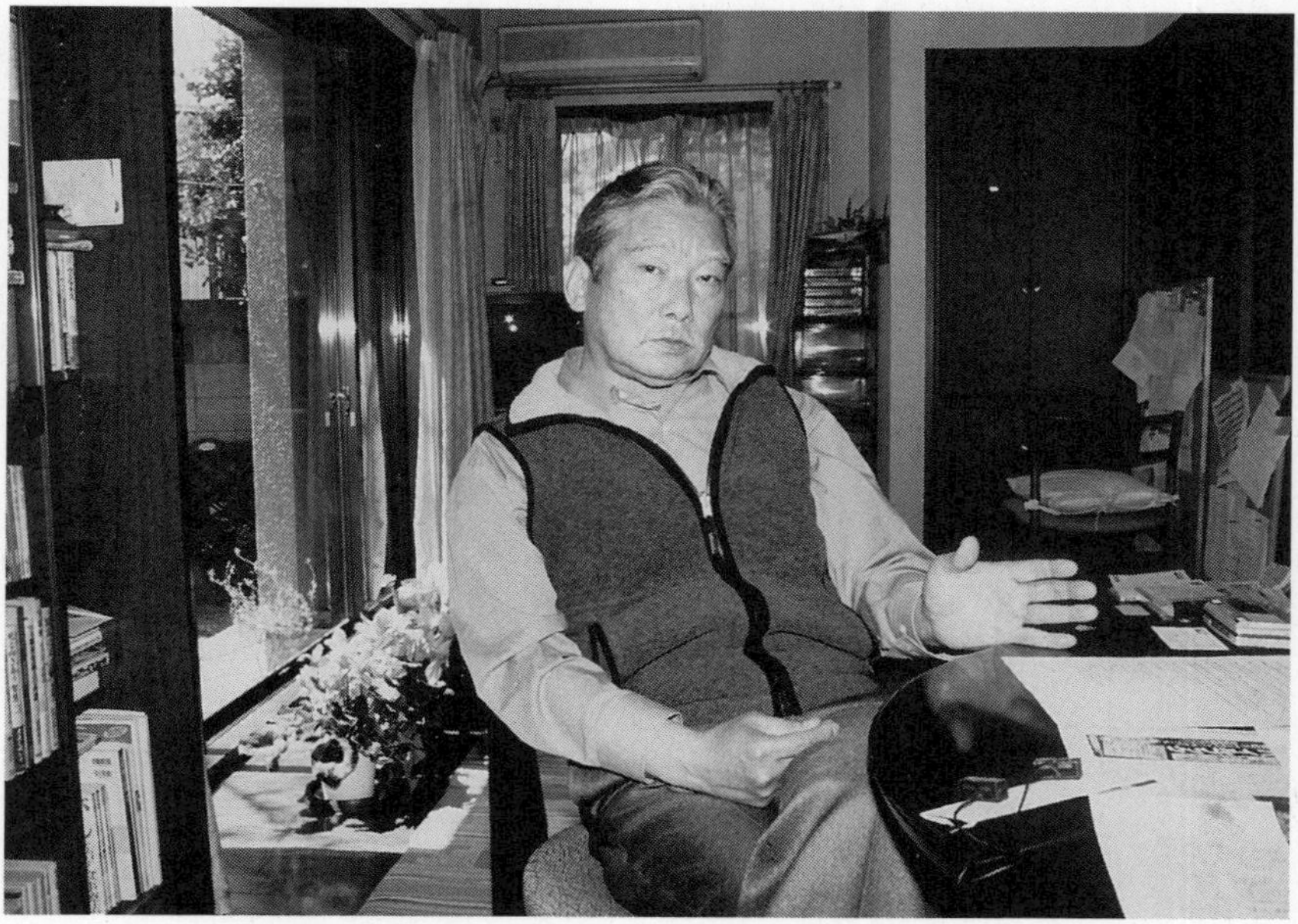

「消費者・患者が代替医療を応援し育てる必要がある」と上野さんは言う

相変わらず十分に論議されないまま、ものごとが進行していく。そういうあり方に対しては、やはり違和感を感じざるをえません。

臓器移植に関する私の見解は、すべてを絶対に認めないという原理主義ではありませんが、やはり、心臓、肝臓、腎臓など、まさに「肝腎」な器官については、国民的な議論を尽くすまで、慎重にすべきです。例えば、実際に心臓移植をした人の話を聞いてみると、移植後、その人のパーソナリティが変わってしまうということはよくあるようです。よくよくたどっていくと、それは臓器提供者の癖《くせ》だったなどという話もあるのですね。

そういうパーソナリティの変容をきたすような臓器移植というものは、果たしていかがなものか、ということなのですね。安全性もふくめて、です。

よい医者、よい病院は患者・消費者が応援して育てよう

それでは、医療にたずさわる者たちが、テクノロジーの進歩と同時に、心の部分、つまり、マインドとス

ピリットの部分までしっかりと学んでいるかといえば、これは日本の医療教育の中では非常に怪しい。現在の大学の医学部というのは、機械論的な教育だけで、人間の心の部分については一切教えていないと言っても過言ではありません。心理的なもの、心理療法的なものすら教えていないし、ましてや、死んだらどうなるの？　というような話は、医学部の教育の中では皆無と言っていいでしょう。

このことが抜きにされていること自体おかしいわけです。なぜなら、医者が毎日接する患者さんたちは、病や死への不安を抱えているわけですから。その人たちの不安に対して、どのような言葉や態度で不安を解消してあげられるか。そんな基本的な教育が、日本の医療教育において、しっかりと行われていないのが現状なのです。

日本の大学教育では、文系、理系、体育会系（笑）と三つに分けられていて、医学部は理系とされています。ボディの部分は確かにそうでしょうが、マインドとスピリットの問題は文系の要素が多分に含まれてきます。最終的には文系も理系もなくなって、ひとつの「人間学」のようなものになるのが理想的だと、私は考えています。そして、従来のボディ偏重の教育を受けてきた医療従事者たちが、今の機械論的なアンチエイジング医学を提唱している、ということは知っておくべきことだと思います。

結論としては、アンドルー・ワイル博士のような医者が日本にももっと増えるべきだ、ということですね。実際に、ワイル博士の理論と実践について勉強している医者は少しずつ増えてきていますし、他にも別の角度からのアプローチをおこなっている人たちもいますから、そういう意味では、医療の世界も内部から少しずつ変わりつつあるかと思います。

そして、大切なことは、医療を利用する人たちが、そういったこと知った上で、新しい試みをしようとしている医者や医療関係者を応援し、育てていくということが必要でしょう。

それは、実際に私たち「消費者」ができることです。消費者、患者の側からも、いい医者を育てていくべきだということですね。

（取材／高橋利直　文／大島正裕）

「今」をしっかりと生きる養生法

死後の世界を手元にたぐり寄せる

帯津良一（帯津三敬病院名誉院長）

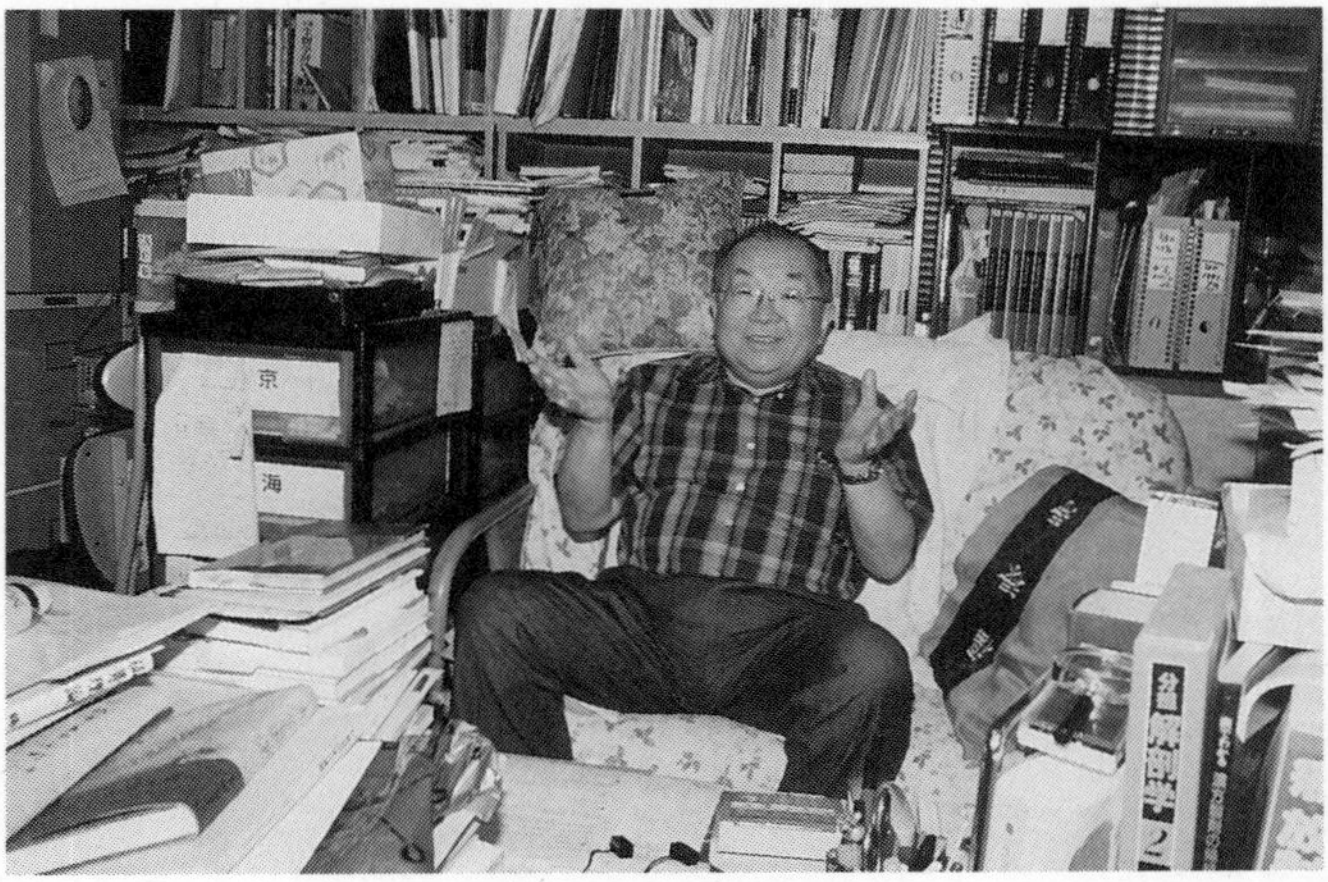

おびつりょういち
東京大学医学部卒業。医学博士。帯津三敬病院名誉院長。帯津三敬塾クリニック顧問。日本ホリスティック医学協会会長、日本健身気功協会会長ほか役職多数。西洋医学だけでなく、伝統医学・民間療法などあらゆる療法を取り入れ、みずからも気功法を実践。がんなどの治療で患者の自然治癒力を引き出すホリスティック医学、ホメオパシーの第一人者。著書多数。

「明日死ぬと思っていてもするのが養生」（五木寛之著『養生の実技』）。「死後の世界」があるかどうか、それは個人個人によって判断が分かれるだろう。しかし「生命の循環」を考えたとき、「場」の中で生き、命の循環の中をこつこつと進み、長寿の先に何があるかを視野に入れながら今をしっかり生きることが、究極の養生ということではないだろうか。それは、とりもなおさず、現在の「アンチエイジング」へのアンチテーゼでもある。

死ぬ日を頂点に日々高めていく

死後の世界から帰ってきた人はいないわけですから「死とは何か」ということは結局、誰にも分からないわけですよね。

だから、死後の世界があると考える人と、ないと考える人がいて、当然いいんです。そのどちらも、確かな根拠はないわけですから。つまり、死後というものは、その人なりに考えていけばいいと思います。そうすると、死の意味が出てきます。

私は、患者さんたちとつきあいながら、人間というのは日々「養生」を果たしていくというのが、本来の生き方ではないかと考えるようになりました。「養生」というのは、従来のような、病気にならないようにとか、なったら回復を早めるといった消極的な意味ではなく、もっと自分の命のエネルギーを日々高め続けていくということです。

死ぬ日が一番最高と考え、そこまで高めていくのに、死後の世界がないというのでは、面白くない。死ぬ日を最高に持っていって、さらにその後があるから、それまでの努力や思いが生きるんじゃないかと思うのです。だから、死後の世界はあるだろう、なくちゃおかしいと思うようになりました。

私が、いつも患者さんたちの死に接していて感じるのは、みなさん、死ぬ前、あるいは死んで少しして、いい顔になるということです。だから、死後の世界があって、そこに入って、納得してそういう顔になるんじゃないか、という気がするんです。

では、死後の世界とはいったいどんな世界なのか？　これは、やはり旅——故郷に帰っていくようなものではないでしょうか。

私たちの命というのは150億年前、ビッグバンで宇宙ができた時に生じたんだろうと思います。それが150億年の旅をして、地球上に現れ、70~80年かけてエネルギーを高めて、そのエネルギーを帰りの燃料にして故郷に帰っていく。つまり、300億年の循環です。この循環が生きるには1日欠けてもいけない。

この考え方から「今を生きる」という発想が出てくるわけです。明日、明後日ということではなく、今をしっかり生きることが、明日、明後日につながる。そういうものではないかと思うのです。

「死後の世界がない」と判断する人は、この「生」をどう考えるのか、という問題が出てきます。私は、死後の世界がないと循環が成り立たない、生が説明できないと思うのです。つまり、なぜ生きているのかということの説明がつかない。そういう意味で、私は、死後の世界というものを考えています。それに、死後の世界を考えている人のほうが、考えていない人よりもずっと面白いですね。

死後の世界を信じない人は「時代」を描けない

最近まで関西学院大学文学部教授をしていた海老坂《えびさか》武さん（フランス文学）という方が『〈戦後〉が若かった頃』（岩波書店）という分厚い本を出しています。

この人はちょうど私と同じ年に東大に入って、大学時代には60年安保の国会突入などを経験している。それから長島茂雄、本屋敷錦吾の立教大学野球部黄金時代や、当時流行っていた映画も見ている。つまり、私と同時代を生きた人間です。だから、その本も面白くて、分厚い本なのに夢中になってあっという間に読んでしまったんです。いい本だなと思いました。

けれど読み終わってから、いまひとつ、満足感が得られない、と感じたんですよ。何が足りなのだろうと考えていたら、海老坂さんが「私は死後の世界を信じない」とどこかで書いていたことをパッと思い出した。それで、あわてて探すと、確かにそういう記述があった。

それで私は分かったんです。死後の世界を信じない人が、ある時代を描いたとしても、それは自分史とか、ある種の回顧録になってしまうのではないか、と。海老坂さんが言うように〝伝説〟にはならないのではないか、と。

夏目漱石の魅力 死んで初めて本来の自分に

以前、夏目漱石について書いてほしいと文藝春秋から頼まれたとき、すごくうれしかったのですよ。すごくうきうきしました。そこで漱石を読み返してみました。

『漱石書簡集』というのがあるのですが、これは小説作品ではありませんので、ずいぶんと思うままに書いてあります。けれど、やっぱり言っていることは確かなことなんですね。彼はそこで、「死後の世界はあると思う、死んで初めて自分に帰ってゆく」というようなことを言っているんです。これなんだなぁ、彼の魅力は。

　それと、もうひとつ。「最後に倒れて死ねばいい」と激しい口調で書いています。「家族や親戚が何と言おうとも、余は余の道を行く。あとは死ねばいい」と。これがいいですね。ここに漱石の魅力がある。死後の世界を視野に入れて、しっかりと手元にたぐり寄せている。

　そういう生き方が、私はいいと思います。そんなものはないよと言われればそれまでですが、どっちみち分からないのですから、あると思って生きていく方がいいのではないでしょうか。

いまの医療は死をきちんと見ていない

　青木新門《しんもん》さんと近藤裕先生の話をいたします。

　詩人の青木新門さん（代表作『納棺夫日記』）は、「きれいな青空の瞳をした、すきとおった風のような人が側にいるだけでいい」と言っている。これはすごい言葉だと思いますね。彼がそれを言った前提には、「みんな、死が見えていない。死と直面した仕事をしてる人が一番死から目を背《そむ》けている」という思いがある。「死と直面した仕事をしてる人」ということでいえば、医者もそうです。だから、医療もよくならない。きちっと死に焦点を合わせていないのです。青木新門さんのいうとおりですね。

　作家の藤原新也さん（代表作『東京漂流』『印度《インド》放浪』『西蔵放浪』など）が、「死というものは、なし崩しに人に訪れるものではなく、死が訪れた最後の時のいつかの瞬間を、人は決断し、選び取るのです。だから、生きている間に、あなたが死ぬ時の決断力を養っておきなさい」と言っています。これも良い言葉だと思います。

　新門さんも同じように、「死というものは、誰にでも来るものだから、その時になって狼狽《ろうばい》しないように、きちんと準備しておかなければならない」ということを言っていて、その上で、「医療というものが死をきちんと見てない、末期患者には激励は酷《こく》で、善意は悲しい……」という文章になるわけです。

死について、日頃考えているような人、いつも、死の不安におののく人の側にいて、これをサポートするのが本来の医療者であって、死について考えたこともない、生を謳歌《おうか》しているような人が側にいたってだめだ、と言っているのです。これは本当に正しい。

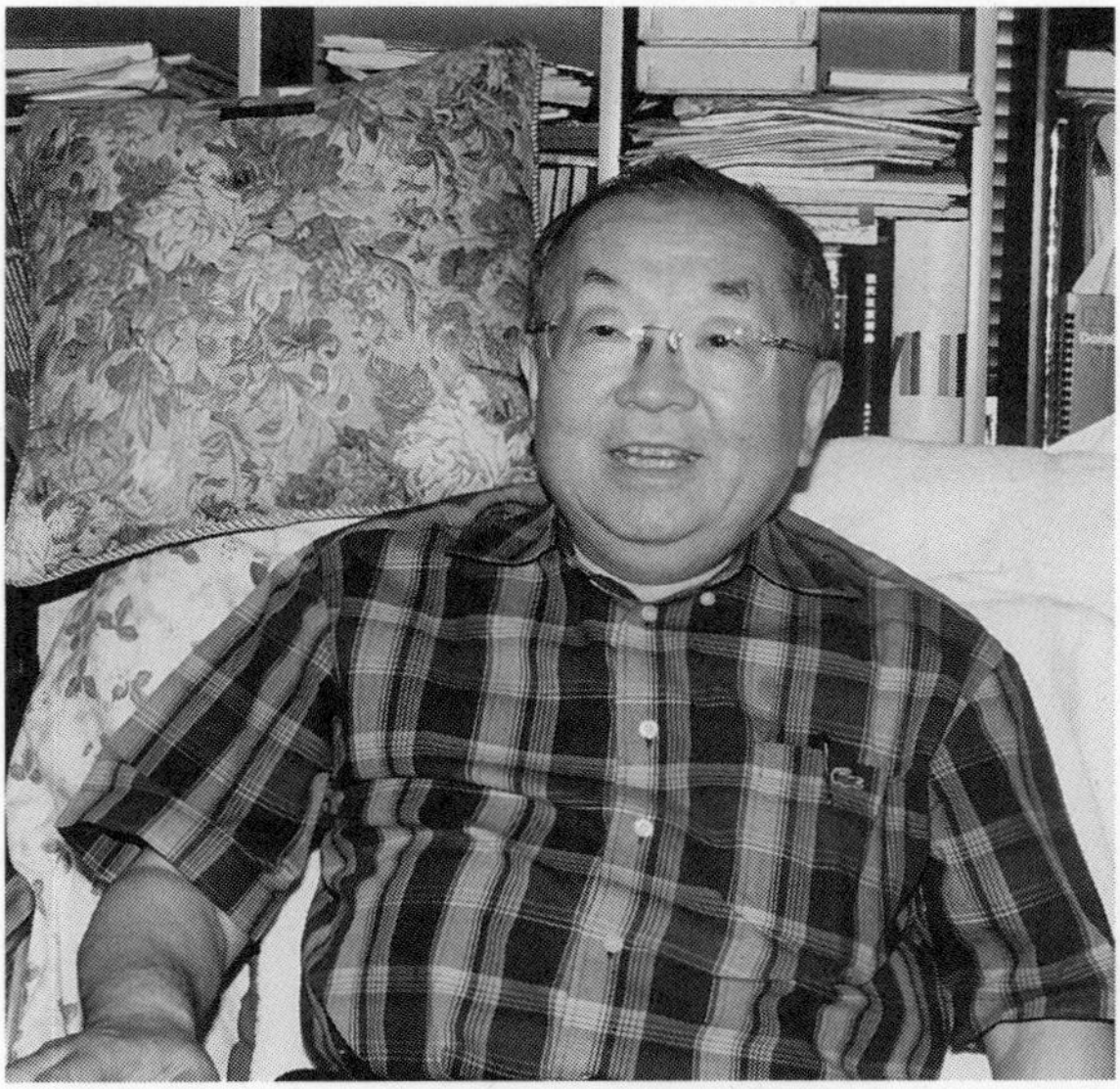
明日死ぬと思っていてもするのが養生。死後の世界があるかどうかということより、死後の世界があると信じて生きる方が、死への不安は軽減できるはず。何よりも大切なことは、今をしっかりと生きること。これが帯津流の養生法だ。

サイコセラピストの近藤裕先生（代表作『自分を素直に出したほうがすべてはうまくいく』『自分の心が見える本』『〈ジョイ〉の法則』）は本当に力強い、パワフルな人です。

以前、ハワイにいらっしゃった時、私が先生に「老後は東京に戻るよりはハワイの方が良いのではないですか？」と言ったところ、先生は怖い顔をして「俺には老後はない。老後は死んでからだ」とおっしゃたんですね。老後は死んでから——言われてみて私もそう思いました。

私も、人からよく「先生、もうちょっとゆっくり生きたら？　温泉にでも行ったら？」と言われたりします。でも「俺、ゆっくりは死んでからできるから、今の間はこれでいいんだ」とよく言うんです。近藤先生も、ふだん私が思っていることをスパッと言いきったのでびっくりしました。

とにかく目の前にある仕事をこなしていくというのが、自分の命の場のエネルギーを高めていることにほかならないわけですよね。それでともかく、前へ、前へと進むしかない。立ち止まったり、うしろを振り返ったりする暇はないわけですよ。

「場」のエネルギーを高め「命」のエネルギーを高める

「場」については非常に大事だと思っています。

「生命場」という考えは、ホリスティックな考え方です。要するに、人間の命はボディー、マインド、スピリットで、これをまるごととらえるのが医学です。だとすると、身体だけではなく、命とか心にも目を向ける必要がある。命とはなんだろうというところから、生命場という考え方が出たのです。

命とは、身体の中に電磁場をはじめいろいろな物理量が場を作ってできています。気だけではない、もっと生命に直結する物理量もあるはずです。気というもの自体発見されていないけれど、それ以外にもまだまだ発見されていないものがたくさんあるのではないでしょうか。そういうものが、生命場というものをつくっている。

そのエネルギーが命なんだろうと思います。つまり、命のエネルギーを高めるということは、「場」のエネルギーを高めることにほかならない。それこそが、われわれが生きているということなのではないか、と。われわれはだから、場のエネルギーを高め、命のエネルギーを高めながら、外界の場の中で、そのエネルギーによって生かされていく――そういう関係にあると思うのです。

病気を治すにはいい「場」に身を置くこと

たとえば、酒場や盛り場といったところも、「場」には違いありません。でも、酒場や盛り場でも自分の好きなところとそうじゃないところがある。それはその「場」のエネルギーが高いか低いかということになってきます。相性や共鳴みたいなものもあります。

ちなみに、私が間違いなく好きなのは、浅草や銀座ですね。上野、新宿なんて、全然いいと思わない。

池袋もいいとは思わない。ただ、池袋は学生時代に慣れ親しんだところだから、郷愁みたいなものはありますね。そういうよさはある。でも「場」としては、やはり浅草、銀座にはかなわない。銀座なんてめったに行かないし、あんなところで飲んだりもしないけれど、夕方なんか、街を歩いているだけでも気持ちいい。浅草は食べ物が安くてうまい。庶民的なんですね。

ともかく、われわれは、そういう「場」の中で生きているということです。だから、いい「場」に身を置くということが、病気を治していく秘訣だといつも患者さんにいっているんです。いい「場」に身を置いた人がよくなる。

たとえば医療という「場」でいえば、エネルギーの高いものを持っている病院がいい。家族も、いい「場」の方がいい。それから、いい交友関係。とにかく病気の間、いい友達の中で、いい家族の中で過ごす。いい医療、いい医療者たちの中で過ごす。これが大事。

ここでいう「場」とは、市場とか広場という意味で考えてもいいんですよ。酒場というのも、そこにエネルギーがあるかどうかの問題になる。やはり自分に合う「場」というものがあるんです。もちろん万人に合う「場」ということではなくて。もしそうだったら、エネルギーの低いところは、つぶれてしまいますから。

生命場を高める「心のルート」

そういう「場」の中で生きて、命の循環の中をこつこつと進んでいくのが「養生」です。そのときに、心の循環がものをいうと思うのです。これを私は「心のルート」といっています。

「場」を高めるのには、いきなり「場」に入るルートと、心から入るルートというものがある。心というのは、生命場の刻々と変わる状況について、脳細胞を通して外に表現されたものだと思うのです。つまり、心というのは、生命場が脳細胞を通して表に現れるものだと思うのです。逆に、心のエネルギーを高めれば、そのエネルギーが逆流して生命場を高めるということが当然あります。それが心のルートです。

生命場に直接働きかける形はいろいろありますが、そのように心のルートを通して、心から働きかける形もある。心のときめきというものが一番エネルギーを爆発させるんです。その爆発のエネルギーが生命場にいって、そこを爆発させる。だから、ときめきは常に身近にあった方がいい。目的意識を持っていろんなことをしていると、それが達成された時にときめくわけですから。

小爆発――これがベルクソン（1859年～1941年、フランスの哲学者）のエラン・ビタール（生命の躍動）になると思うのです。外界の「場」が生命場に働きかけるというのは当然のことです。外界のいい「場」に身を置くということが大事になります。われわれも外界の場に働きかけているのですが、外界の場もわれわれ

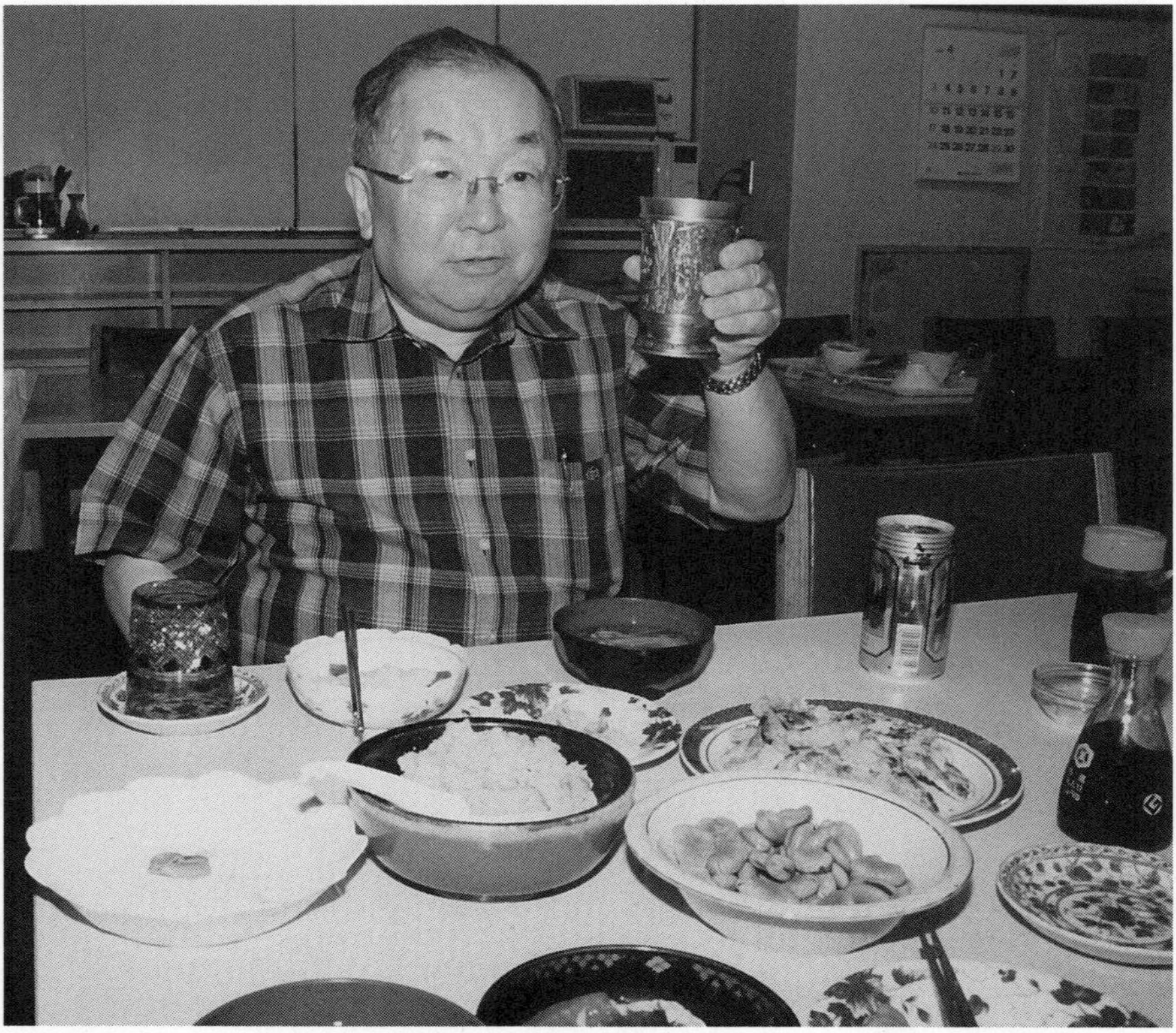

「休肝日は必要ない。楽しみつつ感謝して飲めば、酒は本当にいい養生法です」と語る帯津先生。仕事を終え、病院内の職員食堂で楽しむひとりの晩酌も、また至極のひととき。

に働きかけている。

だからわれわれは、外界の場をよくするということ、とともに、いい「場」の中に浸《ひた》って、その恩《おん》恵《けい》に浴する。作用・反作用ということです。

エントロピーを増やさない中国医学の力

エントロピー（不確定性、乱雑さ、無秩序の度合い）については、「気」とは何かということを考えている時期に思いつきました。

気というのは、何か物事に秩序を与えるものです。エントロピー増大の法則というものは、当分覆《くつがえ》されない真理だといわれていますが、「気」（エントロピーが増大して秩序が乱れていくという真理に対抗する何か）とは、原理か情報かエネルギーか、そういうものだろうと思っていたのです。

そう思っていた時に、北京大学の経済学部の学生１００人くらいの前で講演をしたのですが、そこで質問を受けました。「先生は気についてどういう考えをもってますか」と。私はドキッとしました。中国でいわれてるように「生命の根源」といっても話にならないですからね。

そこで私は、「エントロピー増大の法則の反対の方向にいく何かではないだろうか」といったら、みんなうなづいてくれた。エントロピーという言葉の意味が、最初は分からなかったようですが、北京大学の学生ですから、すぐに理解してくれました。

中国医学では漢方薬にしても針灸にしても気功にしても、エントロピーを下げるという言い方はおかしいかもしれませんが、少なくとも増やさないということをやっているのではないでしょうか。

生命現象には、エントロピー的な側面と、エネルギー的な側面があって、エネルギー的な側面とは、生命を維持するための反応に必要なエネルギーが食物を通して、太陽から入ってくるということです。エネルギーがいろんな反応に則して変換されるたびにエントロピーが出てきます。

そのエントロピーが貯《た》まってくると秩序も乱れる。だから、エントロピーを外へ排出《はいしゅつ》しなければいけないんだ、というのがシュレジンガー（１８８７年〜１９６１年、ウィーン生まれの物理学者・生命科学者、『精神と物質』が有名）などが言ったことです。物と熱にくっつけて、外に排出する。具体的には汗、呼気、大便、小便などですね。

それで私は呼吸法の意味がここにあると思ったのです。西洋医学がエネルギー問題、中国医学がエントロピー問題、両方が生命現象のふたつの面をそれぞれ担当していて、中西医結合になる。これに意味があるんだということを学会で言ったことがありますが、みなさん、あまり理解してくれませんでした。

ただひとり、中国にも長くいらっしゃって中医学に詳しい菅井正朝さんという方だけがほめてくれました。

気功の前後でエントロピーを測る

吐く息を重視する呼吸法は、エントロピーを捨てるからこそ意味があるのです。この呼吸法だと無限の排出ができる。大小便ではそんなにはできません。

そういうことで中西医結合を前提に、この呼吸法を用いた気功がなぜいいのか、なぜエントロピーが下がるのか、ということを示せばいいと思って、いろいろ聞いてまわりました。

槌田敦《つちだあつし》先生というエントロピー学会の会長をなさっていたすごい方がおられるのですが、その人と一緒に『気とエントロピー　医者と患者に役立つ東洋医学』（99年・ほたる出版）という本を出しました。その中の対談で先生に聞いたら、「エントロピーは測れるけど、絶対零度にしないとだめだ。そうすると死ぬ」と言われました。

その前にすでに、エントロピーは測れないだろうという予想のもとに、エントロピーが低い状態というものを何かほかのパラメータで表せないか、ということで、浜松医大の教授である菅野剛史さんに聞いたりしていました。そうしたら、セロトニンと乳酸／ピルビン酸比がいいのではないか、ということでした。

これに私はアルドステノンを付け加えました。エントロピーが下がったといっても、緊張感がまったくなってしまってはまずいですから。緊張がちょっとあるくらいが大事なんです。

セロトニンというのは、いろんな意味で生理活性物質ですから、これを上げることは生命場のエネルギーを上げることになります。乳酸／ピルビン酸比は疲労のスケールですから、これが減ると疲労はとれる。一方、やる気は高まる。それがエントロピーの低い状態を表しているのではないか、と……。

それを気功の前後で測定しました。おもしろいのは、それで分かったことは、熟練者は私の理論どおりになるけれど、初心者は全然そうはならない。功法によって違いはなく、熟練者はみんな同じになる。

だから功法に優劣はない、「気功は日数の関数」という格言が出てきたのですね。副交感神経がゆったりしている状態の方が、エントロピーは低いわけです。

300億年の生命の循環 地球は修行の〝場〟

さきほど、生命の循環についていいましたが、300億年の循環をわれわれ一人ひとりがおこなっているとすると、これまで150億年かけていろいろな系統、つまり、私の両親、そのまた両親を伝わってきたわけです。けれど世の中が物質的な進歩をしてくるということは、逆に生命のエネルギーは劣化してきます。

だから自分の命の「場」のエネルギーが劣化してきても、また150億年かけて帰るためには、どこかで劣化したエネルギーを補わなければいけない。そのために地球が与えられたんだろうと思います。地球が与えられたのは、われわれが300億年の循環の中で、その帰り道に行くための修行の場なんですよ、ここでエネルギーを高めなさい、という宇宙の意思だと思うのです。

そうすると、地球は修行の場だから存在意義があるわけで、修行の場でなくなったら、つまり桃源郷とかユートピアとかができたら、地球の存在意義はなくなる。そうすると地球は破滅します。だから、桃源郷やユートピアはあり得ない、というのが私の考え方。命の循環を考えれば、死は通過点であり、そのあとに広大な死後の世界がある。そう思うと、生き方が違ってくると思うのです。

先日、長野で2日間、車座講習会というものをやりました。みんな丸く車座になって、私に適当に質問が来る。それは紙に書いて出してあるものがほとんどですが、ガンの患者さんが多いから、病状のことをせつせつと訴えてくるんですね。ところが、最後はみんな死の話になる。不思議なもので、みんなにこにこして死を語っていました。だから、死というものを語るのも養生のうちなのかな、と思うのです。死を受け入れているのですね。

長寿の先に次の世界があればこそ

　そこでやっぱり、死んだらどうなるか、ということになる。

　死後の世界はもっともっといいものなのかもしれない。だから、医学というものが、この世に人を引き留めることをやってきたのはおかしいのではないか、という人もアメリカにはいます。死後の方がはるかにいいかもしれないわけですから。だから早く送り出した方がいい、という意見も出てくるわけです。

　長く生きたって、幸せとはいえないですよね。１００歳の人が幸せかというと、そうとはかぎらない。友だちはいなくなる。家族が面倒見てくれるにしても、それはやっぱり元気にしている人とは違います。長寿であろうとなかろうと、その先に死後の世界が待っているからこそ、それぞれ意味があるのだと思いますね。

　五木寛之さんが『養生の実技』（角川書店）を出しましたね。その中に、「明日死ぬと思っていてもするのが養生」という言葉がありましたが、まったくその通りです。大きな循環の中をひとコマひとコマ進めているわけだから、明日死ぬから今日休もうということは論理的にはない。死ぬ前の日も、死ぬ日も同じことなんです。

（取材／高橋利直　文／大島正裕）

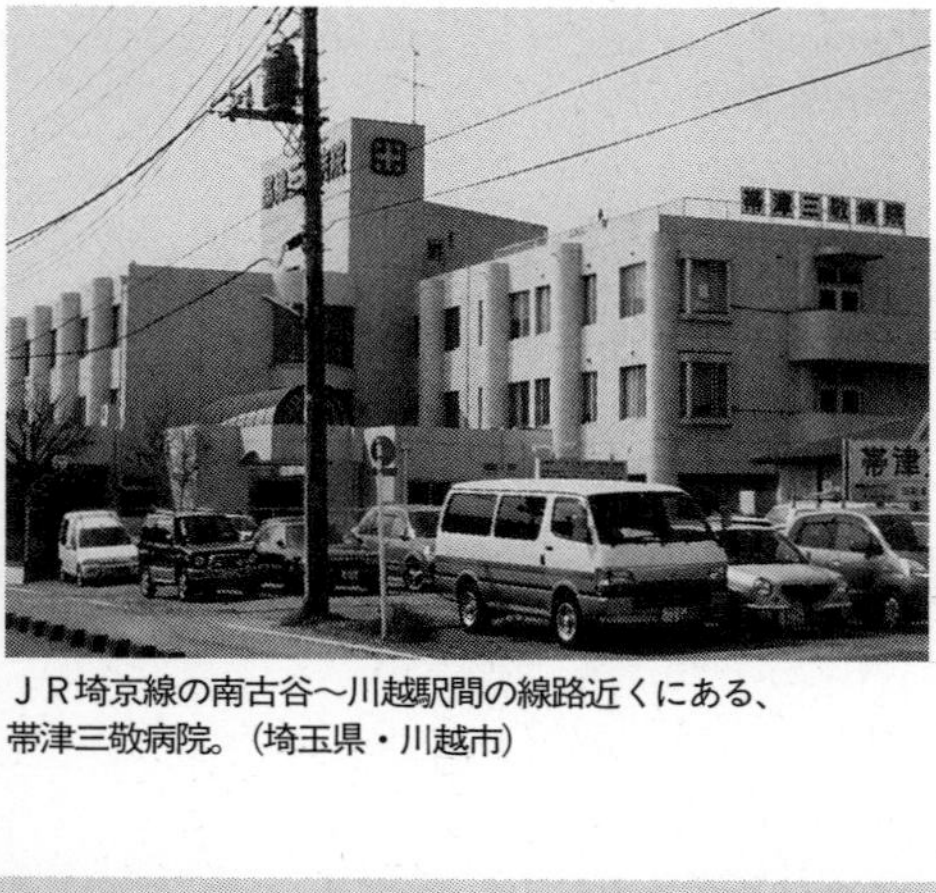

ＪＲ埼京線の南古谷～川越駅間の線路近くにある、帯津三敬病院。（埼玉県・川越市）

特集 3

美しい肌とからだを保つ方法

松村圭子（ケイ女性クリニック院長） P.98
KeikoMatsumura

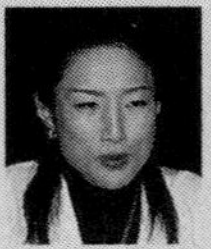

心とからだの若さと美しさを保つ
広島大学医学部卒業。広島大学医学部産婦人科学教室入局。広島大学付属病院、中国労災病院、広島県立安芸津病院などを経てケイ女性クリニック新宿院長に就任。女性の心と体をトータルでケアする診療を目指す。日本産婦人科学会専門医。

塩谷信幸（北里大学名誉教授） P.110
NobuyukiShioya

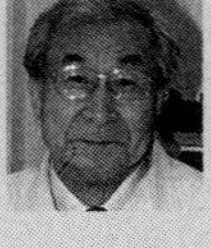

今日から始めるサクセスフル・エイジング
東京大学医学部卒業。フルブライト留学でオルバニー大学留学。横浜市立大学形成外科講師、北里大学形成外科教授、北里研究所病院形成外科・美容外科客員部長を経て城西クリニック名誉院長。NPO 法人アンチエイジングネットワーク理事長。

米井嘉一（同志社大学教授） P.120
YoshikazuYonei

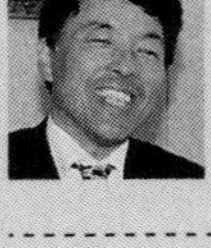

30代からの10年がその後の体を決める
慶応義塾大学医学部卒業。日本鋼管病院人間ドック、脳ドック室部長を経て同志社大学教授。抗加齢医学の伝道師として活動。所属学会、日本抗加齢医学会（理事・事務局長）、日本内科学会（認定医）、米国抗加齢医学会（認定医）等多数。

心とからだの若さと美しさを保つ

女性のためのアンチエイジング

松村圭子（ケイ女性クリニック院長）

AntiAgeing

すでに20代後半の女性にプチ老化がはじまっており、プチ更年期の症状を抱え苦しんでいる方もいます。働く女性が増え、少子化が進む中、今までにない心と体への影響が女性の内側で進行しているといえます。新宿で女性クリニックの院長として、地域の女性の心と体のケアに努める松村先生に、そんな現代の女性が抱えている問題、その対処法などをお話しいただきました。

AntiAgeing

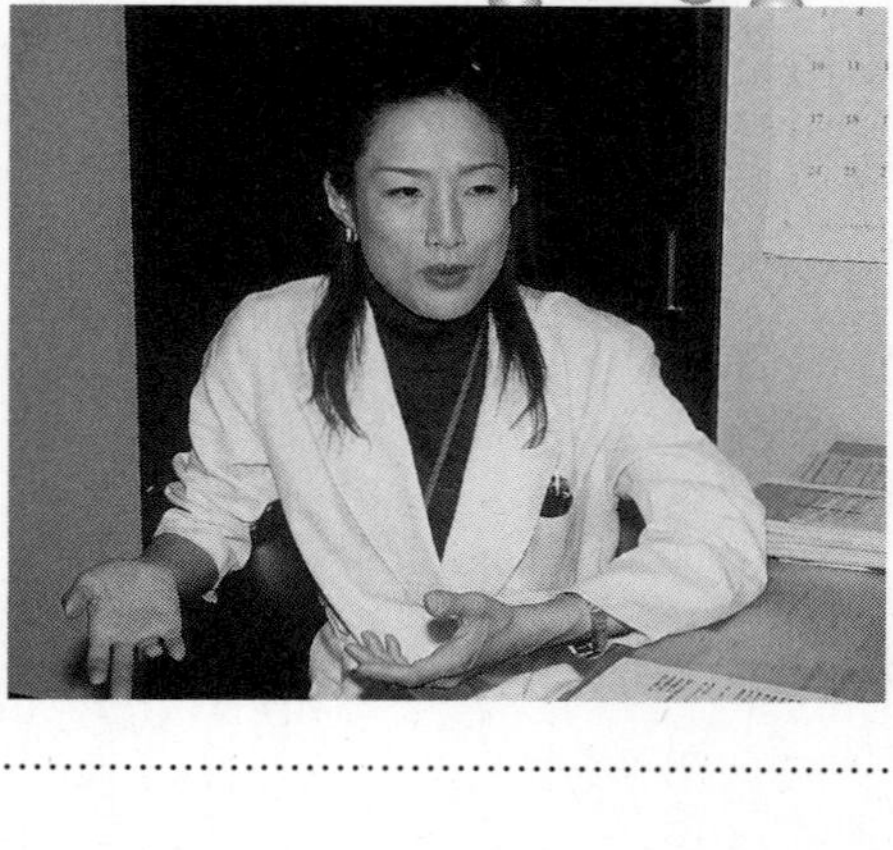

まつむらけいこ
ケイ女性クリニック新宿院長。広島大学医学部卒業。広島大学医学部産婦人科学教室入局。広島大学付属病院、中国労災病院、広島県立安芸津病院などの勤務を経てケイ女性クリニック新宿院長に就任。女性の心と体をトータルでケアする診療を目指し、内面と外面の美容をサポートしていく婦人科・美容皮膚科医として、地域に根ざしたホームドクター的医療に力を注いでいる。日本産科婦人科学会専門医。

最近増えている「プチ不調」原因はさまざまなストレス

多くの女性がクリニックに来院されますが、完全な病気というよりもプチ不調というのか、何となく体調が悪いという方が多くなりました。女性の社会進出に伴って、男性並に働き、睡眠不足に外食続きで栄養のバランスは全くとれていないというような、とてもストレスフルで忙しい日常生活を送っている人が多いことを実感します。また、トラブルは若年化していますし、いくつもの症状を抱えている人が多く、月経不順でこられて、それに付随して体調の不調を訴えられます。

症状として多いのは月経に伴うトラブルで、とくに20代後半くらいの、職場である程度責任を任されるような方たち。仕事の忙しさだけではなく、人間関係でのストレスや、少子高齢化社会で女性の生き方が多様化し、自分がどう生きたらいいのかわからないというようなストレスを抱えたり、活躍している女性ばかりが取りざたされることで、よけいに焦《あせ》りを感じてしまったりといった社会的な要因もあるように思います。

そういったストレスから月経不順や月経痛、とくに最近目立つのは月経前症候群（げっけいぜんしょうこうぐん）で、要因としてはストレスが強く影響しています。

月経前症候群の症状として精神症状と身体症状がありますが、最近目立つのは精神症状の方です。精神症状で現れてくるのは、例えば、非常にイライラして、少しのことでも怒りやすい、または憂うつで堪《たま》らなくなる、やる気がおきないなど。それがまた周囲に理解が得られにくいということもその症状に影響しています。

クリニックに来院される方たちを診ていて感じる、現代の女性が抱えるストレスをいくつか挙げてみます。

現代の女性が抱えるストレス① 月経痛や月経不順によるもの

女性というのは毎月のホルモン周期によってサイクルが山あり谷ありで、それがない男性と同じようにきつい仕事をこなしていかねばならないというのは、非常にハンディがあることです。月経痛がつらい人などは一生の半分は損しているように感じています。このようなつらさは会社など周囲の理解を得にくいですから、それがさらなるストレスになっています。

このように月経によるトラブルというのもただ単に月経痛を治す、月経不順を治すというだけではなく、個人差ということをよく考えて、個別に促《うなが》していかなければならない問題です。

現代の女性が抱えるストレス② 約10倍に増えた生涯月経回数

また、毎月月経を繰り返すということは、昔からすると不自然な状態ともいえます。今の女性は妊娠をしない、またはする機会が激減していますから、戦前の女性と比べて10倍くらい多くの月経を繰り返していることになります。戦前の女性は、初潮が遅く閉経も早かったことや、また、多い方で10人くらいの子どもを産んでいましたから、その場合は生涯にくる月経が50回くらいといわれていました。それが今の女性は４００回くらいあります。

排卵を繰り返すことで、卵巣がんの比率が上がる、子宮内膜症も増える、毎月の月経のうっとうしさがくり返される、そうなると、本来女性としての機能を証明している月経がうっとうしくて堪《たま》らないものになります。実際、月経不順から無月経になってしまったというのを、逆にうっとうしさから解放されてよかったというくらいに考え、放置している人もいます。月経が止まって1年くらいすると、さすがに怖くなって来院されるとか。そういう女性のメカニズム、機能に対して、本当に無頓着になっている人が多すぎます。

排卵は女性の体に負担・負荷をかけます。人間の生態的に見た場合に、月経の回数はどのくらいが適切か、はっきりといえるデータや数値はありません。50回が普通となるとかなり極端だとは思いますが、４００回もの月経を体験する女性が一般的になった歴史というのはまだ浅いですから、それがわかってくるのはこれからのことだと思います。

ただ、一般的に考えて、排卵というのは卵巣の膜を傷つけて卵が出ていくわけです。約10倍近くも排卵が多くなると、その細胞の修復過程で異常が起きる確率も上がり、卵巣がんなど、がん化を起こす可能性も高まると考えられます。また、子宮内膜症などは月経ごとに悪化しますし、症状を進行させる原因にもなっています。また月経痛など毎月あるトラブルを考えても、今の月経数が普通の正常なサイクルではないといってもいいのではないかと思います。少なくともこれだけの回数の月経が来ることは、女性の体にとって負担があることは確かではないでしょうか。

現代の女性が抱えるストレス③ 考慮されない性差の問題

女性は男性にないストレスを抱え体のバランスも月経周期の体の変化がありますから、男性に比べて個人差はありますが不安定です。

最近、性差医療ということもいわれるようになりましたが、今までは女性は男性のミニチュアとして考えられていたところがあります。乳房と子宮があるだけというような。実際は、薬の効き方や病気にかかる頻度《ひんど》なども男女差があるのに、今までそういったことが考慮されずにきたということ自体がおかしいと思います。

ホルモンの変化にしても、男性ホルモンはゆるやかに減少していきますが、女性の場合は更年期でガクンと減り、いきなりそこからかかる病気の種類が変化します。動脈硬化や骨粗鬆症《こつそしょうしょう》などは更年期を過ぎると急に増えます。その辺は性差医療としてこれからの課題だと思います。

コレステロール値に関しても女性ホルモンが善玉を維持し悪玉を抑える力がありますから、更年期で女性ホルモンが低下することで、悪玉（ＬＤＬ）が上がってきます。

更年期以降、女性のコレステロール値が高くなるのが当たり前なのですから、基準値を男女とも２２０（mg／dℓ）でわけるのではなく、女性の基準値をある程度、例えば２６０（mg／dℓ）くらいまでいいとするというように男女別で考えた方がいいと思います。

若いうちに無茶をすると更年期以降にダメージが

さまざまな女性が来院されますから一概にはいえませんが、トラブルを抱えて来院される女性は、仕事だけではなく遊びも忙しく、不摂生になりがちで、夜遊びして朝は食べないだとか、食事の内容もかなりアンバランスです。

ダイエットによるストレスや急激な体重減少なども自律神経やホルモンのコントロールタワーである視床下部にダメージを与えています。睡眠もきちんと取れていないですから、ストレスに加え、これらのライフスタイルの乱れは当然、体の内外に現れてきます。若いうちに無茶をすると更年期以降のダメージも多くなるのです。

また、肥満ではないのに体脂肪率は高いという方も多いのです。その理由は、ダイエットを食事のコントロールのみに頼り、基礎代謝を上げるための運動や生活をし

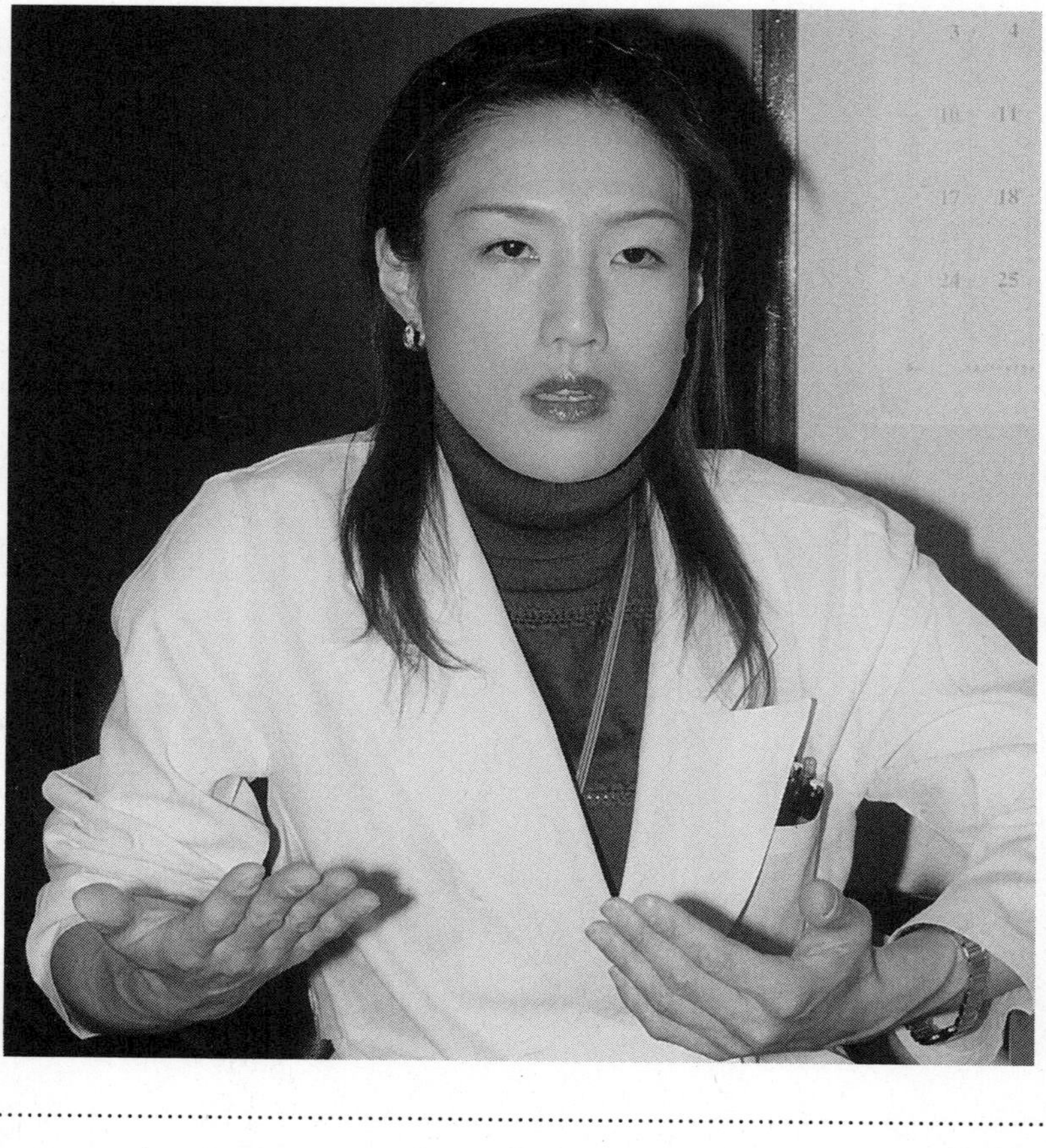

「自分らしく、自分主体で生きよう！」と10代、20代の女性たちにエールを送る松村圭子先生

ていないからです。

そういう方はリバウンドを繰り返すごとに脂肪ばかり蓄《たくわ》えていき、筋肉はやせてしまいます。筋肉や骨が衰えていき、脂肪が蓄積するという繰り返しで体脂肪は増えていきますし、基礎代謝がどんどん落ちていきますのでより太りやすい体になってしまいます。いずれ、本能を抑えられずに食べてしまうことになり、リバウンドする、この繰り返しです。

健康的なオーソドックスなダイエットというのが、みんなできないし、続かない。

「無茶」の背景 心の問題にも目を向けるべき

なぜ、そのようなダイエットに走ってしまうのか？ なぜ、ライフスタイルが乱暴なものになってしまうのか？ ということも考える必要があります。そのような状況に陥《おちい》りやすい精神的な問題というのが、必ずどこかに潜《ひそ》んでいますから、それを忘れてしまってはいけません。例えば、現代の寂しさを反映しているのか、買い物依存症や摂食障害、サプリメント依存症など、何らかの依存症が多くなっています。

私より若い女の子が、人生の縮図を見るかのような波瀾万丈《はらんばんじょう》な人生を送っているという話を聞くこともあります。それほどではないにしても、何か心に問題を抱えているという患者さんが7割、8割もいるのです。

患者さんが何を求めているか見つけることも医者の仕事

そういったストレスやトラブルを抱えている方たちには、まず本音を出してもらうことです。

私は話しやすいように、同じ視点に立つようにしています。何かの指導というよりも、まず心を開いてもらうための努力からしています。病院というのは敷居が高いというイメージがありますが、変に構えられてしまうと、解決への糸口が見つけられなくなってしまいますから、まずは話すこと。

来院された方に、「ここでは話を聞いてもらえる」、「受け入れてくれるんだ」と思ってもらえれば、心を開いてくれます。いろいろな精神科をたらい回しにされてきた方でも、「ここには来たいんだよね」と思える場所ができ、通院することができるようになることも、ひとつの治療になるのではないかと考えています。

そういう方たちの多くが、生理不順などの問題も抱えていますが、生死に関わる、急を要するようなことでなければ、その問題は少し脇に置いて、というような形で考えることもあります。その方が何を一番に求めているのか、を見つけ出すことが、まず先にすべきことなのです。

自分主体で生きることでストレスをためない

前向きに、ストレスをためない、趣味を持って……と考えると、それが逆に義務になってしまいます。まじめな方は、前向きに英会話をやらなければとか、資格を取らなければと、優等生的な考え方をしがちです。

私もストレスを溜《た》めやすいのですが、休日はしばりをもうけない、義務をもうけない、やりたいことだけをやるようにしています。

日本人というのはまじめな方が多いですから、何かプラスになるようなことでなければと思って、そういうことが義務になってしまいます。

そうではなくて、やりたいことをやればいいし、やりたくないことはやらなくていい。

例えば、私は仕事をやらなければならないのにやっていないということがストレスになりますから、休日でもそういうことがあればやります。とにかく義務を作らないことがいいと思います。いつも前向きなわけではないし、いつもプラス思考になれるわけではありませんから。

人からの評価ではなくて、自分主体で生きていくということが大事なのではないかと思います。人に寂しいと思われるのがいやだとか、予定が空いていると不安になるという方もいます。他人の評価が得られないと自分の価値も見いだせないとか、他人の目に縛《しば》られるという日本人特有の思考はもったいないと思います。

私は一人で飲みにいくし、一人で焼き肉も食べに行きます。自分だけのそうした時間が好きですし、何の抵抗もありません。

最近は、女性にとって人生の選択肢が広がり生きやすい社会になってきています。昔のように結婚していない女性が変な目で見られることはずいぶん減りました。社会的な固定観念がほぐれてきているように感じます。

そうやって環境は少しずつ変化しているのに、今の女性の心理や行動を見ていると、はずれるのが怖くて、それがストレスになっていることが多い。もったいないことだと思います。

自分の体のメカニズムを知ればアンチエイジングにつながる

先ほど、ダイエットによるストレスや急激な体重減少などでダメージを受ける視床下部について触れました。

視床下部というのはホルモンや自律神経のコントロールタワーですので、アンチエイジングに役立つの知恵としてメカニズムを理解しておきましょう。

ホルモンとは

ホルモンとは「刺激する」とか「目覚めさせる」という意味をもつ言葉で、全身の組織や臓器を刺激し、隅々まで情報を伝達する化学物質のことです。

ホルモンの種類は、今わかっているだけで40種類以上ありますが、そのほとんどが脳の中の視床下部からの指令によって分泌される仕組みになっています。視床下部から脳の中心部にある下垂体に指令が送られ、それを受けた下垂体が刺激ホルモンを産生し、全身の内分泌器官に向かって刺激ホルモンを分泌します。すると必要なホルモンが分泌されるようになっています。

女性の体に重要な役割を果たしているエストロゲンなどの女性ホルモンもこの視床下部からの指令によって分泌されています。

ストレスに弱い視床下部

視床下部はストレスの影響をダイレクトに受けやすく、ダメージを受けると、下垂体への指令が出なくなるため、下垂体から卵巣へ向かうための性腺刺激ホルモンが出なくなります。これが、いわゆる若年性更年期障害といわれる症状を引き起こしています。

また、視床下部は自律神経のコントロールタワーでもあります。ストレスにより視床下部がダメージを受けると、同時に自律神経の調整もとれなくなり、交感神経と副交感神経のバランスが崩れ、視床下部自体の働きがうまくとれなくなってしまいます。

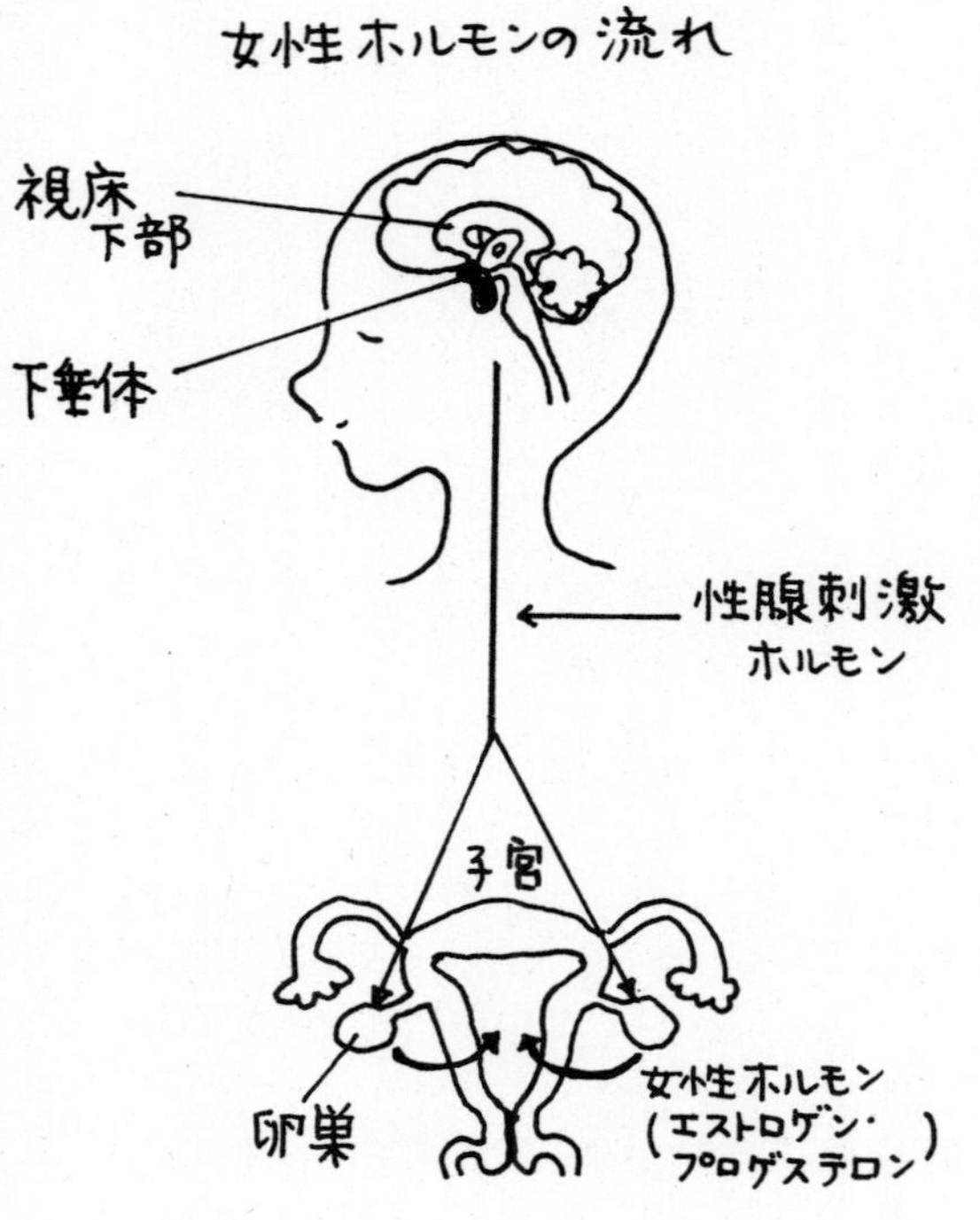

イラスト・百名志保子

そのため、神経系、ホルモン系、免疫系それぞれが相互作用してしまい、おのおのに対して悪影響を及ぼします。

自律神経のバランスが崩れると交感神経、副交感神経のアンバランスにより過敏性腸症候群のような腸の不調や胃の不調などが起こりやすくなります。

このような症状が体にも現れますが、何かの臓器の病気というわけではありません。不調を訴え、病院で検査をしても数値に異常がでるわけではありませんから、医師からは「なんでもないよ」と言われてしまいます。

そして、病気でなければ仕事を休むというわけにもいかないと考え、ムリもしますし、当人にとっては自分の辛さを理解してもらえない状況ですから、そのことによるストレスも抱えることになってしまいます。

若年性更年期（卵巣機能低下症）

現代の女性が抱えるさまざまなストレスによってダイレクトにダメージを受けるのが、脳にある視床下部です。

視床下部の性中枢から下垂体に刺激が与えられ、そこから卵巣を刺激するためのホルモンがでる仕組みになっていますが、そこがうまく働かないと、卵巣に指令がいきませんから卵巣がお休みし、女性ホルモンであるエストロゲンが出ない状態になります。卵巣からエストロゲンがでないということは、更年期と同じようなことが起こるわけです。

これが、卵巣機能低下症、俗に若年性更年期と呼ばれる若い方の異常です。

卵巣からホルモンがでないのは一緒ですから、症状としてでるのはイライラする、ほてり、のぼせなどのホットフラッシュ、肩こり、頭痛、眠れないなど、また憂うつや冷え性といった更年期障害と同じような症状が現れます。

更年期の場合は卵巣が老化してホルモンがでなくなるわけですから、卵巣がスタートです。視床下部がスタートの若年性更年期障害とはメカニズムが違います。要因としてはストレス、環境要因、性格なども絡《から》んできます。

更年期障害

更年期とは閉経（平均的な閉経年齢は50歳前後）をはさんで前後約10年間をいいます。更年期に入ると、ほてり、のぼせ（ホットフラッシュ）、発汗、肩こり、肌荒れ、不眠、いらいら、憂うつなど、さまざまな不快症状が、個人差はありますが現れます。主な原因は卵巣の老化による女性ホルモンの停止です。

加齢とともに卵巣機能が衰え、エストロゲンの分泌が減少します。そのためエストロゲンを出すように、ホルモンの分泌の中枢である下垂体から卵胞を刺激する「卵胞刺激ホルモン」の分泌が上昇していきます。下垂体から刺激が出ても、卵巣がそれに対応できないというアンバランスな状態により、自律神経が空回りしたり、エストロゲン不足による不快な症状が出現し、これを更年期障害と呼んでいます。

体のピーク

私は女性の体のピークというのは、元来30代前半だと思っています。このころは一番、ホルモンが安定していて、いい状態のはずですが、すでに老化が始まっている人が多いのが現実です。

本来なら、お肌のトラブルだってそんなにないはずですし、疲れもひどくはないですし、疲れたとしても一晩寝れば取れるはずです。実態としては、ピークが前倒しになっていて、25歳を越えたらお肌のプチ老化ははじまっている、成長ホルモンの働きを維持するような生活もできていない、成長ホルモンがでないというような形で始まっています。

体は夜に作られる

お肌にしても細胞が生まれ変わるのは夜です。成長ホルモンが1日のうちで最も分泌される「ゴールデンタイム」は、夜の10時から午前2時の時間帯です。

その時間に睡眠をとっていないと成長ホルモンの働きをうまく利用できません。10時がムリでもせめてその日のうちに眠るよう心がけましょう。

大切なメラトニン分泌

成長ホルモンと同様、夜、分泌量が増えるホルモンにメラトニンがあります。メラトニンが分泌されると眠りが深くなります。成長ホルモンを有効に働かせるためにも、うまくメラトニンが分泌されるような生活を心がけましょう。

暗いところではメラトニンの分泌量が増え、逆に光を感じると減少します。分泌量が一番多いのは午前0時から4時の間です。

朝、起きたら、とにかくカーテンを開けて光を浴びます。光を浴びるとメラトニンはパタンとお休みします。交感神経と副交感神経とのスイッチの切り替えもでき、そのことが質の深い眠りにつながります。

また、日中はなるべく外に出る機会を作り、明るいところで活動すると、夜にメラトニンの生成が多く促されます。

ピークボーンマス

ピークボーンマス、すなわち最

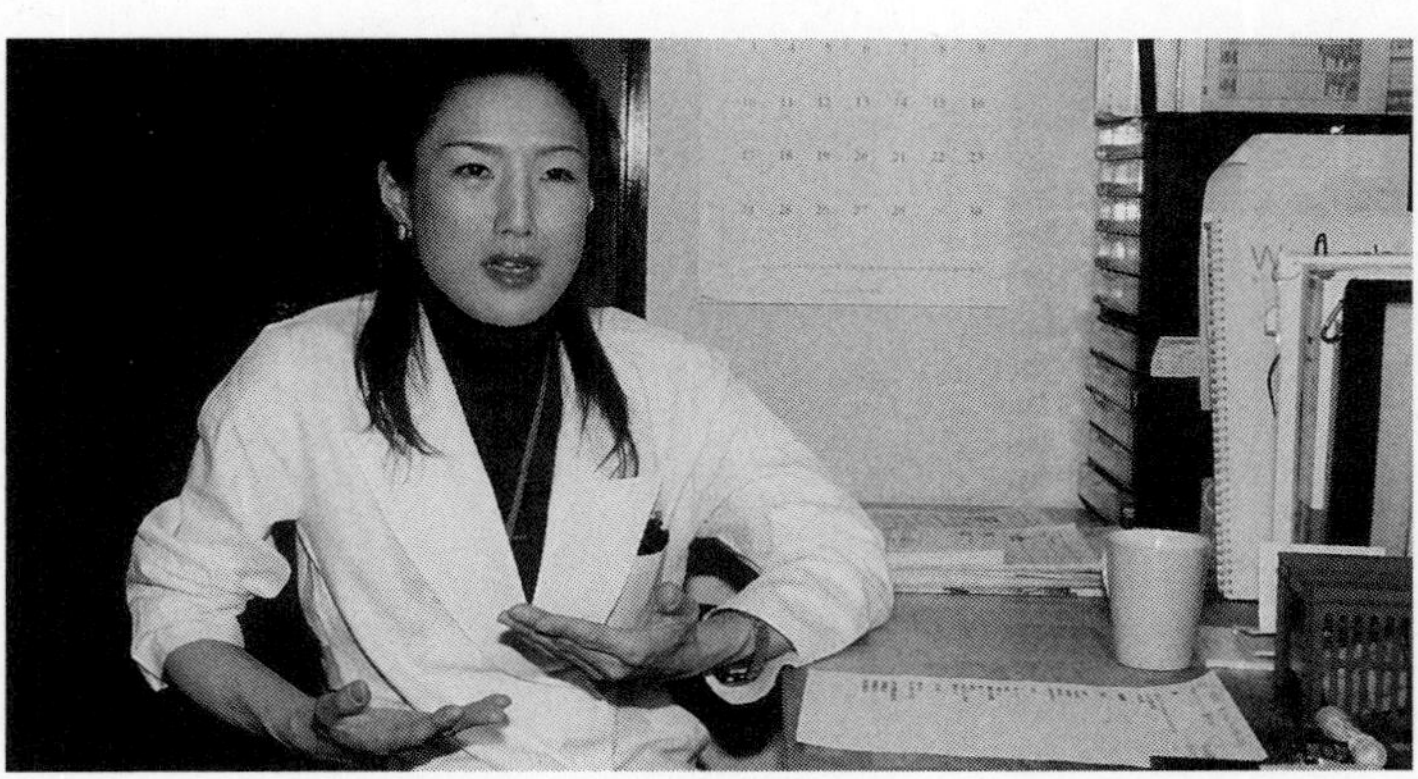

大骨量の時期は、20代前半くらいにきます。

ちょうどそのころダイエットや不摂生などで、カルシウムが十分摂取できなかったり、エストロゲンの分泌がアンバランスになると、本来よりも低いピークボーンマスを迎えることになります。できるだけ骨量を上げる妨げになるような無理なダイエットや不摂生はしないようにしましょう。

20代から30代をどう過ごすかによって、更年期がまったく違ったものになりますから、ぜひ、その年代の方は自分の未来のためにアンチエイジングを心がけた生活を送ってもらいたいと思います。

幸年期

すでに更年期を迎えられている方はもう遅い、ということではありません。

更年期障害の症状によるイライラなど女性にとってつらいことですし、閉経を迎えられると女性としての人生が終わったように感じるかもしれません。

でも、ネガティブな面だけに目を向けるのではなく、「これからは家事や子どもの世話から解放され、夫にも縛《しば》られずに自由にできるじゃない」と、新しい自分の自由な時間を楽しむ時期がやってきたと思ってはいかがでしょう。

私は「こうねんき」を、幸せの年頃「幸年期」だと思っています。

最近の60歳以上の方は、見た目の若い方が多くなってきました。これこそアンチエイジングだと思います。何かにしばられることなく、生き生きとした女性が増えることを願っています。

（取材／高橋利直
文／百名志保子）

美しい肌とからだを保つために

今日から始めるサクセスフル・エイジング

Anti-Ageing

塩谷信幸（北里大学名誉教授）

人はいつまでも若々しくいたい、美しくありたいという願望があります。

また、心と体は相互関係があり、若返ること、アンチエイジングのために体に気をつけることによって、結果的にメンタルもよくなり生きがいを見つけることに役立つと説く塩谷先生。

アンチエイジング最新事情とその本質についてお聞きしました。

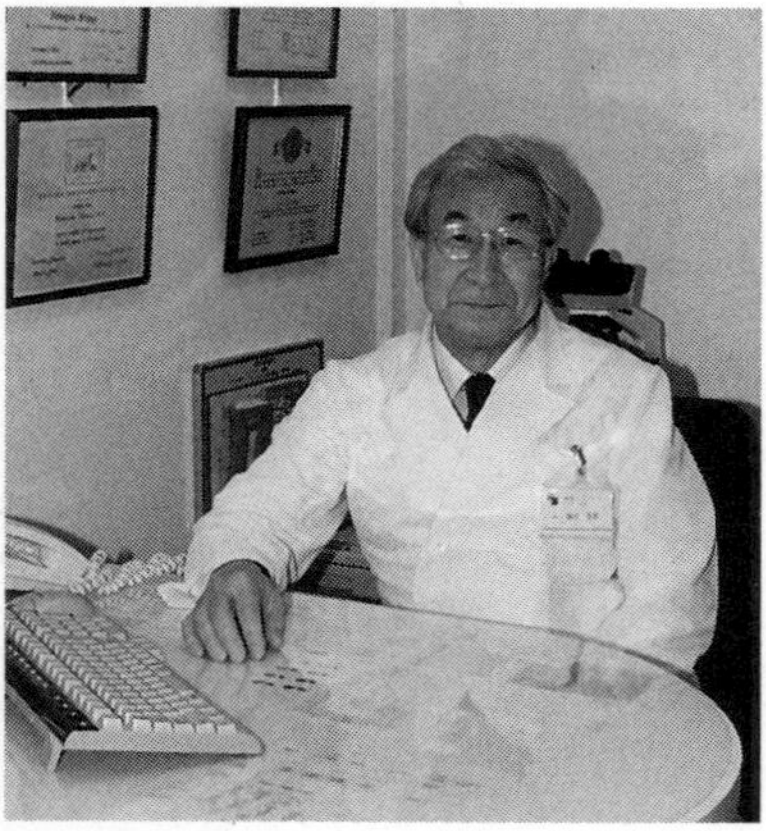

しおやのぶゆき
NPO法人アンチエイジングネットワーク理事長。北里大学名誉教授。北里研究所病院形成外科・美容外科客員部長。医療法人社団・城西クリニック名誉院長。1955年東京大学医学部卒業。1956年フルブライト留学生として渡米、オルバニー大学留学。1964年東京大学形成外科勤務。1968年横浜市立大学形成外科講師。1973年北里大学形成外科教授。その後も日本エステティック研究財団理事長として形成外科、美容外科の発展に尽力している。

若さと美しさをめざすアンチエイジング

これまで、美容外科や形成外科の立場からのアンチエイジングは、「肌の老化」「体形の老化」に、外側から対処することでした。しかし、最近では内外美容とも言われているように、体の外側から若さを取り戻すための治療を行い、一方でホルモン療法のように、体の内側からも治療を行うというように進んでいます。ただ、美容外科や形成外科での治療は手術がともないます。手術はお化粧やエステと違って、もとに戻せないというリスクがあります。その違いをきちんと理解することが大切です。

若さに関していいますと、女性と男性では元来は一緒ですが、問題が少し違います。女性に多いのはやはり肌の悩みがメインで、シミ、シワ、タルミが問題になってきます。男性の場合は毛の悩みや更年期障害の問題があります。

若返りといっても全身的な若返りと肌のような局所的な若返りがあって、今はそれらがつながっていません。全身的なアンチエイジングとしては、例えばサプリメントやホルモン療法などがあります。最近ではサプリメントと同じ分類になりますが、抗酸化作用のある食品を摂るというようなこともその中に入ります。それらによって若返れば、肌に良い影響があります。

ただし、「サプリメントを飲んで肌がきれいになった」といわれることがありますが、その効果はまだ検証されていません。たとえば化粧品会社は肌について一生懸命にさまざまな研究をしていますが、サプリメント会社はサプリメントを飲んでから実際に肌をチェックするということはほとんど行っていません。ですから、身体の中から肌がどれだけ良くなるかということはまだ科学的に実証されていないのです。

肌に関していうと、一番肝心なのは皮膚の表皮細胞の新陳代謝です。それから、その下の真皮層にコラーゲンが十分にあることが大切です。肌に張りがあるということは潤《うるお》いがあるということです、真皮層にはコラーゲンのほかにムコ多糖類というものがあって、それが保湿《ほしつ》しています。ですから、もっとムコ多糖類を産生してくれるように、その動きをもつ線維芽《せんいが》細胞などを刺激するとよいわけです。そうすると、肌の潤《うるお》いも出てきます。

不足する栄養素を、ある程度サプリメントで補うことは必要

サプリメントはあくまでもサプリメントで、補助手段です。けれども、いまの食品自体が、見た目は良くても、実際の栄養素は昔の10分の1というものがたくさんありますので、ある程度はサプリメントで補うことが必要になってきているという面もあります。

これからもっと検証されなければいけないのは、たとえばある年齢の場合に、どういうサプリメントが必須と考えられるかということです。たとえばビタミンなら水溶性のものはすぐに排泄《はいせつ》されるので問題ありませんが、A、D、Eなど脂溶性のものは摂《と》りすぎると蓄積して、副作用の原因となるので、注意が必要です。

いま一番問題になっているのは、肌によいと言われているＣｏＱ10（コエンザイムＱ10）というサプリメントについてです。「よい」と言う人と、「あまり意味がない」と言う人がいます。本当に体の中にＣｏＱ10が不足しているならば、摂《と》ることで効果があるのは当たり前ですが、足りているならいくら摂っても効果はありません。

ですから、人によって違いがあるのではないでしょうか。もともと体の中にある酵素ですから、たくさん摂っても別に害はありません。ですから、気になるならは摂ってもよいのでは、というところです。

しかし、けっこう値段が高いですね。本来なら数百円から１０００円程度のものが、サプリメントではたいして量が入っていなくて1万円くらいになっています。飲んで違いがあるのかなと疑問です。

はげは遺伝とホルモンが関連 根本的解決はない

髪の場合は薄くなり、はげてくることが問題になりますよね。まず、若はげの根本的な治療法にはふたつあると昔から言われています。ひとつは、はげでない父親を持つこと。もうひとつは、去勢すること。まあ、一種のジョークですが（笑）。

裏返せば、根本的な治療はないということです。知

り合いに、はげの話をよくする先生がいます。親がはげているから、自分ははげにならないように必死になっていろいろなことをやったけれどもダメだったなどと言って、人を笑わせていますが、遺伝的な要素があることは確かです。

もうひとつは、ホルモンが関係しているということ

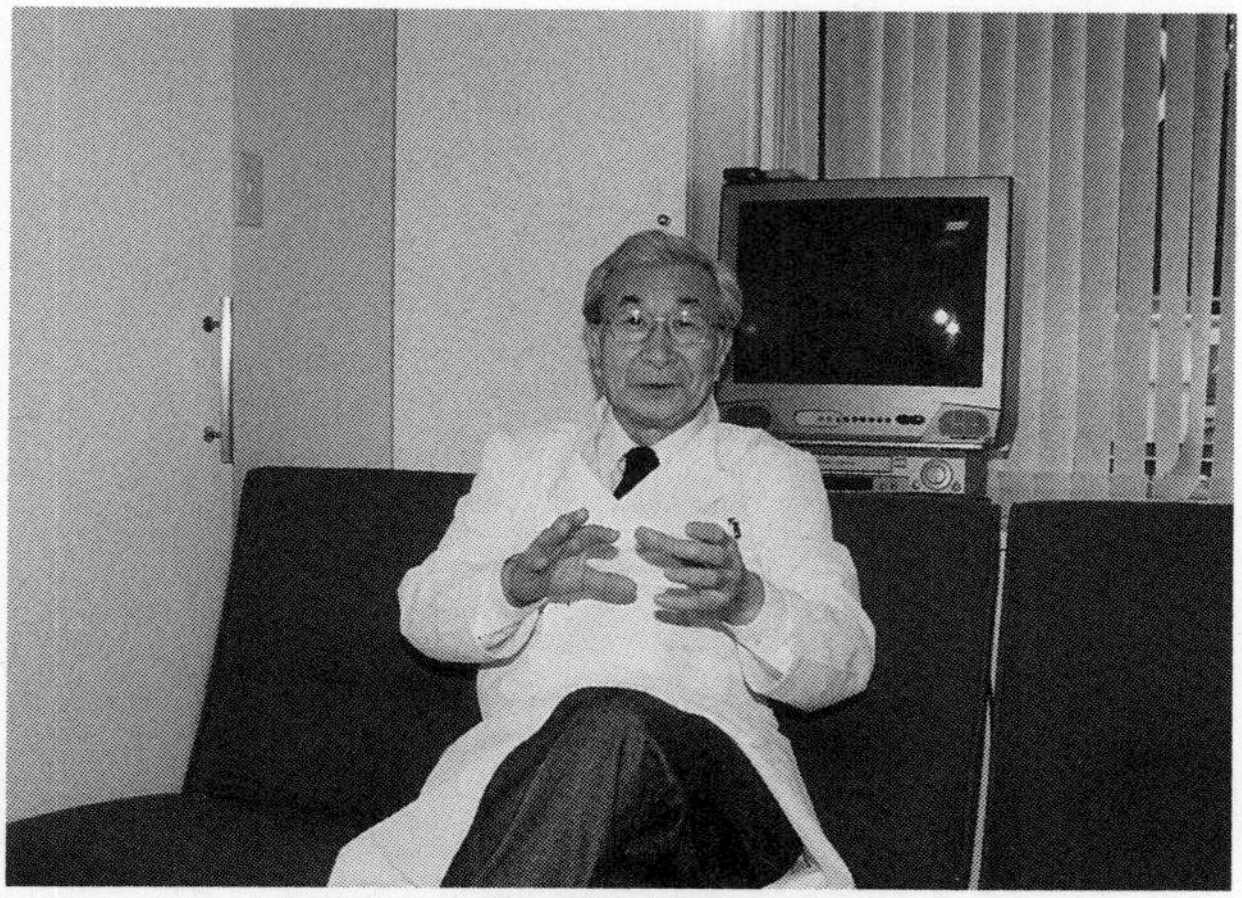

アンチエイシングの効果は、食事と運動が９割を占めています。スキンケアやサプリメント、ホルモン療法などは残りの１割です。

です。よく前立腺ガンの治療で睾丸《こうがん》を取りますが、去勢すると少し髪の毛が生えてきます。そういう意味でホルモンが関係していることは確かです。しかし、普通の人が勘違いするように、はげている男性が男性ホルモンが高いわけではありません。ホルモンの量は、テストステロン（睾丸から分泌される男性ホルモン）を検査すれば、はげていようがいまいが、同じレベルです。

不思議なのは、普通だったら男性ホルモンでヒゲも生えるわけですが、前頭部や頭頂部など、若ハゲになりやすい部分はホルモンがマイナスに作用します。男性ホルモンは同じレベルですが、若はげの人は、その部分の毛根がホルモンにネガティブに敏感に反応してしまうのです。

でも、それはその人の体質です。そういう遺伝子を持ってしまっているので、ホルモンは正常だけれども、はげてしまうのです。ですから、はげているから精力絶倫だとかではありません。

ひげは生えているのに頭には髪の毛がないというのは、ホルモン自体は正常にあるということです。正常

以上にあるということではありません。では、実際に治療はどうすればよいのでしょうか。

実は、ミノキシジルという薬があります。これは本来、高血圧の治療薬ですが、副作用で髪の毛が生えてきました。そこで、それを局所に塗ったところ、ある程度、若はげの治療に使えるということになりました。今、はげに一番効果があるのがミノキシジルといわれています。

もうひとつの方法はホルモンを抑えることです。もちろん去勢するわけにはいきませんが、前立腺の治療に使うホルモンを抑えるプロペシアという薬を飲ませることもあります。いま、アメリカなどではミノキシジルとプロペシアを併用しています。

私の治療の方針も、若はげの人に関しては、まず普通のヘア・ケアを教えます。ローションなどある意味で当たり障《さわ》りのないものから始めて、必要ならばミノキシジルの局所使用あるいはミノキシジルを飲む全身投与を行います。それで効かない場合はプロペシアも使います。

分子生物の先生にも入ってもらい、遺伝子の研究もしています。はげになりやすい遺伝子のことや、ミノキシジルはどのような遺伝子のときには効くのか、という分析を行っています。

女性の場合には、髪の毛だけでなく、全体に毛が薄くなります。男性と違って女性ホルモンが使えますから、ヘア・ケアとホルモン療法とで対処していますが、女性の場合には男性のようにきれいにはげるということはありませんから、女性の髪の毛の方が解決しやすいのです。

男性で薬が効かない場合、後頭部にある程度毛が残っているのであれば、後頭部の毛根を前に持ってきてはげている部分に植えていくと、後頭部の毛としての性質が残っているので、前のはげている部分にも毛が生えてきます。

手間と時間はかかりますが、内蔵を手術するのと違って、手術そのものに危険はありません。頭は非常に血流がよいので細菌の感染に強くて、手術後に普通にシャンプーしても大丈夫なくらい簡単な手術です。いま、それを専門にやっているクリニックなどが出てきています。

食品の種類は減らさず、量は抑えて野菜はたっぷり摂る

アンチエイジングのためには、食と運動の両方が必要です。しかし、その人のライフスタイルで、どうしてもあまり運動できない人の場合は、食事でカロリーを抑えます。一方、運動が好きな人なら、もっと思い切り食べていくこともできます。

ですから、その人のライフスタイルに合わせて、重点をどちらに置くか、運動をやる人は、運動をやって食の方はある程度自由にすればよいでしょうし、運動ができない人は食事に気をつけるなど、無理なくやればよいでしょう。

私の父親は玄米菜食だったので、私にはいまだにそのトラウマが残っていて、自分では節制できませんでした（笑）。昔の玄米食はひどかったんです。特別な圧力釜《がま》で、時たま圧力を抜く栓《せん》が飛んで、天井板に穴を開けたりしたこともありました。あのころの玄米食というのは、だいたいは硬くて、まずくて、嚙《か》んで飲み込むのではなくて、嚙んでいくうちにだんだん無くなっていくくらい、100回くらい嚙めというのです。

そういったことの反動で、私は大きくなってからありとあらゆる体に悪いものを食べました（笑）。だいたいチョコレートなどは、毒だからと子どものころは食べさせてもらえませんでした。中学のころ、「毒」がいかにおいしいかを発見して、それからチョコレートを止められなくなりました。

私たちが子どものころは戦中から戦後で、今のような飽食や自然食どころではなくて、一度は飢餓状態になりましたから。しかし、戦後になったらもう、まったく普通の食生活に戻ってしまいました。

自分で一時、カロリー制限をしたことがあります。20年ほど前にブラジルに行ったとき、水が合わなかったせいでしょうか、下痢をして、それで5キロも痩《や》せて帰ってきました。ちょうどよいから、それを維持しようと思ったのです。それまでは身長が171センチで体重が73キロと、ちょっと太り気味でした。自分で食事制限ができるとは思わなかったのですが、それを維持するために試してみようと思いました。そこで、自分はやはり食べることは好きだし、甘いものも好き

だから、ともかく食べ物の種類を制限することはやめようと考え、すべての食べ物の量を3分の2にしました。

すると、維持どころか、少しずつ体重が減ったのです。最初は、お腹がすいてつらくて、そのストレスでついつい怒りっぽくなっていたのでしょう。妻も「あの頃はいつも怒りっぽくて困った」と言っていますが、ともかく2カ月で60キロまで落としました。

普通の食事は何でも食べますが、量だけは3分の2にして、サラダなどの野菜だけは制限なしに食べました。

そのうちに、お腹がすいても食べずに自分を痛めつけるのが面白くなってきたのです。自虐《じぎゃく》的になるのですね。それで減食を続けているうちに、本当に食べられなくなってしまいました。体の調子がおかしいので消化器の専門医に話しましたら、「お前、なんでも食べ始めたほうがいいよ」と諭《さと》されました。それでまた、普通の食生活に戻しました。

極端ではなく、もう少し緩やかにやっていれば良かったなと思っています。

欧米の長期滞在型クリニックでも9割は食事療法

以前、3大栄養素のバランスのとれたカロリー摂取について、炭水化物が55~60%、蛋白質が12%以上、脂肪分は30%以下と申し上げてきましたが、今はそれが常識になって、目安となっています。普通の人がいろいろな食品を摂る中で、トータルのカロリーはどのくらいになるなんて計算をしていられませんよね。それで私は大雑把《おおざっぱ》な量的な制限だけでした。

肌の成分は蛋白質ですが、「大豆蛋白だけでいい」とか「やはり動物性蛋白も必要だ」「赤身の肉は食べたほうがいい」とか、人によっていろいろですが、私は、そういうことはあまり気にしていません。人間の身体は、科学の方程式と違います。むしろメンタルなものが大事だと思います。

ですからアンチエイジングというのは、最終的にはメンタルなものになると思います。食事は楽しくできればよいと思います。そうすれば、食べた物は、みんな栄養になりますし……。そう思いませんか(笑)。

それをいちいち気にして食べていてもしようがないでしょう。

ヨーロッパ、あるいはアメリカでもそうですが、ある程度長期滞在できるクアハウスがあります。最初に体を全部チェックして、その人の生物学的な年齢を算出し、それをもう少し若返らせるためにはどのような食生活や運動をしたらよいか、あるいはサプリメントを摂ったらよいか、場合によってはホルモン療法なども指導をします。

しかし、そういうところでも9割くらいは食事指導がおこなわれています。カロリーや栄養素を考えて食事を摂るので、ある程度満腹感があって、なおかつカロリー的には非常に抑えてあります。それを1週間やると、自分なりにこういうバランスの取り方があると分かってきます。

無理せず、最低限歩くことで、老化を穏やかにくい止める

私は、もともと運動をしませんでした。ただ、現役医師のときに気がついたのは、医者でも本当にエレベーターで直行しないと間に合わないような緊急事態は、実は何カ月に1回もないのです。そこで、自分は普段運動をしないから、日常生活のなかで否応《いやおう》無しに身体を動かそうと思って、エレベーターとエスカレーターに乗るのをやめました。

北里大学の医学部の建物は地下1階から9階まであって、階段で上がり下りをしました。そうすると面白いもので、慣れてくると10階をかけ上がってもどうってことはなくなりました。教授回診のときなど、学生は若いのに5階で息切れします。面白いからそれを続けていたら、北里大学「体育学部」形成外科などと言われました（笑）。

定年になって、そんなに階段を上る機会がなくなったので、いまは散歩しています。私の家は横浜で、朝、家から山を下りていくと、山下公園があり、その周辺を散歩して、戻ってくるとちょうど1時間くらいです。それをやって、ほかにちょっと歩けば1万歩くらいは歩いていることになるだろうと思います。

私たちはアンチエイジングの治療をおこなっていますが、老化を止めるつもりはありません。ある程度、

緩《ゆる》やかにしていきたい。できれば、少し張りを取り戻したいということです。

アメリカのように、老化は病気であり、それを撲滅するのがアンチエイジングだということになると、不老不死を本当に狙うことになります。それで遺伝子治療だ、ホルモン治療だ、となりますが、私たちはそれは考えていません。いずれにしても、歳相応《としそうおう》の劣化はあるわけです。筋力も衰えるし、メモリー（物覚え）も悪くなる。それをいかに緩やかにくい止めていくかということになります。

すると、やはり筋肉のトレーニングは必要です。それは結果的に骨粗鬆症《こつそしょうしょう》の予防にもつながります。そういうことで、最低限、誰でも、何も運動しない人でも、歩くということだけは必要だと思います。それはちょうど、必須のサプリメントと同じように、必須の項目にしておいたらいいと思います。

男にも更年期障害
若者のタバコは百害あって一利なし

男性のアンチエイジングに関しては、男性にも更年期障害があるということをもっと知らしめたいですね。女性の場合は更年期になるとはっきりしますから、非常に分かりやすいのですが、男性の場合はだんだんと症状が出てきますので分かりづらいのです。

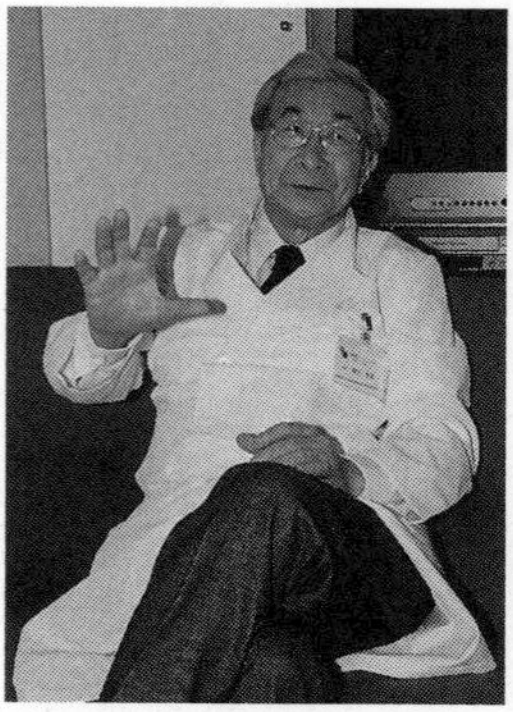

特に若い方に言いたいことはタバコです。サプリメントやダイエットを手がける前に禁煙です。本当に、百害あって一利なしなのですから。

男性の場合、更年期障害のもっとも目立つ症状として、うつが出てきます。実際のうつ病とどのような線を引くかという問題がありますが、「男性にも更年期障害があるんだ」と言っただけでも、原因がはっきりすれば、ある程度うつがよくなります。ですから、「男性にも更年期障害があります」と、もっと声を大にして言いたいと思います。

男性の場合、だいたい50歳頃は、転職や職場でのさまざまな問題などがちょうど重なる時期ですのでうつになりやすいのです。更年期になる年齢は女性とだいたい同じですが、女性よりダラダラ来るので、ちょっと遅れて来る感じがします。女性が45歳くらいで症状がはっきりでますが、男性はちょっと遅れて50歳から55歳くらいに症状がはっきりしてきます。

私が若者に、まっさきに言いたいのはタバコです。医学的に、本当に百害あって一利なしです。今からやめても、手遅れということはありません。やめて半年すれば、肺だってかなり正常に戻ります。2年か3年すれば、吸わないのと同じくらいにきれいになるというような統計もあります。タバコは肺だけでなくて、血管や神経、全身に影響するものですし、発がん性もあります。ですから、できるだけ止めてほしいです。

それから、バランスのとれた食事と適度な運動は、むしろ若いうちから習慣づけたほうがよいでしょう。

心と体はお互いに影響している 行動することで意識も変わる

心と身体に関していえば、お互いに影響しあっています。たとえば、アンチエイジングのために身体を気をつけることで、結果的にはメンタルにも良くなりますし、その意識の変化がまたさらにライフスタイルを変えようという動機にもなる、という相互作用があります。

誰もが、きれいなものは好きなのだから、外見を整えること自体が相互作用で心の張りにもなります。「心がきれいだから外面はどうでもよい」「大事なのは心の美しさで、体の美しさではない」というのは、やはり、それだけ外面をケアしないということで、心もそれほどスキッとしていないとも言えるのではないでしょうか。

シワ伸ばしの手術といっても、実際にはっきりシワが何本減ったということではなくて、なんとなく若返ったという程度です。手術していても本当に良くなったのかと疑問に思うことがあります。それでも、患者さんにはものすごく感謝されることがあります。そういう患者さんは、自分で積極的に踏み出したことで意識が変わったのです。そうして、あらゆることに、もっと気をつけて若返っていくというふうになるのです。結果もさることながら、行動したことによって意識が変わるのです。

（取材／高橋利直　文／矢崎栄司）

アンチエイジングの基礎知識

30代からの10年が その後の体を決める

米井嘉一（同志社大学教授）

老化をくい止めることはできなくても、「なぜ、人間の体がさびるのか」を知り、適切な対処をおこなうことで、できるだけ老化の速度をゆるめることはできる。とくに30代からの10年間、それまで体に染みついてしまった生活習慣を改めることで、その後の心身の「若々しさ」を得ることができると、抗加齢医学の伝道師、米井嘉一さんは言う。今からでもすぐできるアンチエイジングの基礎知識を教えていただいた。

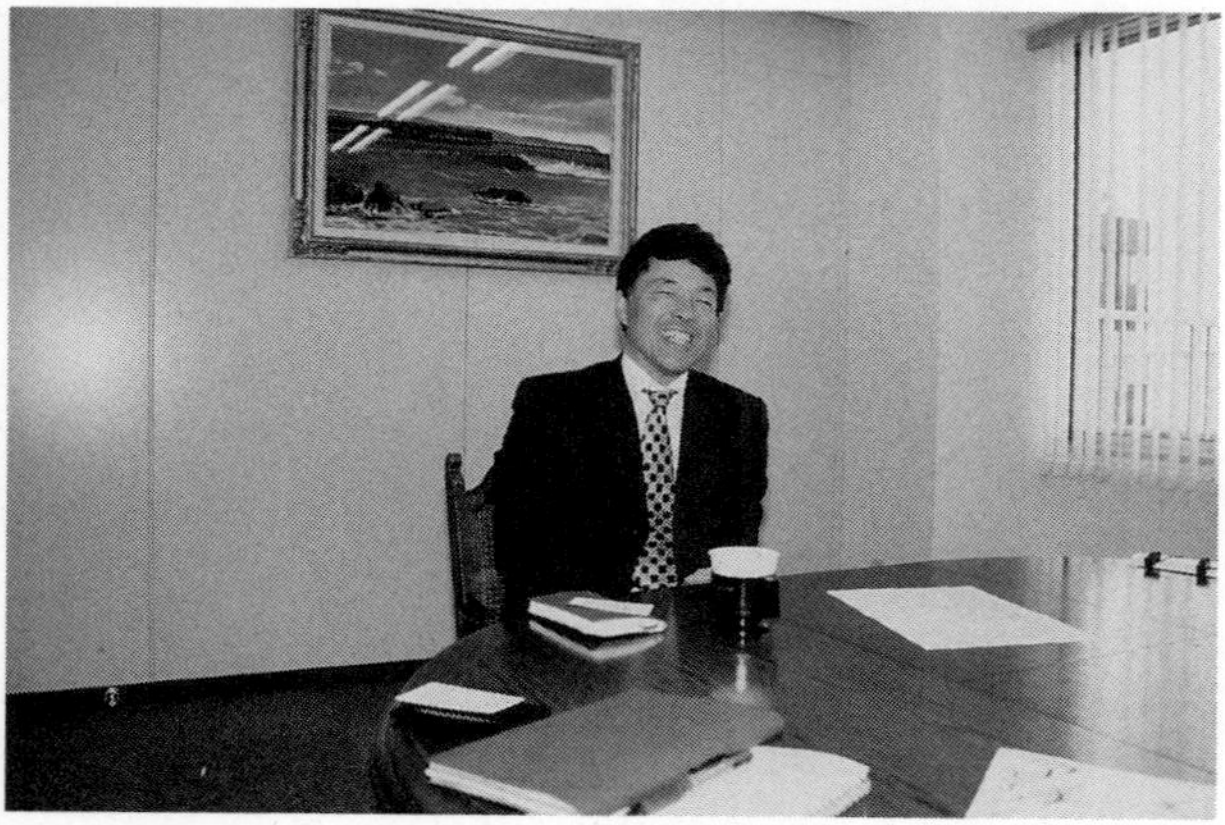

よねいよしかず
主な医学研究テーマは「ストレスと消化器疾患の関連について」。慶応義塾大学医学部卒業。日本鋼管病院内科医師・人間ドック脳ドック室部長を経て現在、同志社大学アンチリサーチセンター教授。同大では、アンチエイジングドックの支援、健康食品・サプリメント・健康補助器具の臨床試験、内臓脂肪細胞の研究などを行っている。特に全国にさきがけての老化度判定ドックは人気メニュー。現在、抗加齢医学の伝道師として活動中。所属学会は、日本抗加齢医学会（理事・事務局長）、日本内科学会（認定医）、日本消化器病学会（支部評議員・専門医）、日本肝臓学会（支部評議員・専門医）、日本消化器内視鏡学会（認定医）、日本音楽療法学会（会員）、米国抗加齢医学会（認定医）、日本臨床電子顕微鏡学会（評議員）。NPO日本抗加齢協会（理事）。著書多数。

30代からの10年間がその後の体を決める

――ご著書のなかで、抗加齢（アンチエイジング）といっても、高齢者の問題ではなく、30歳の状態を維持できるかどうかが重要だとおっしゃっていますね。

抗加齢学の目標は健康長寿ですから、基本的にはすべての年齢が対象になります。また、抗加齢学は新しい学問なので、それぞれの年代の方に、今が大事、という言い方をしています。健康長寿を達成するために、その年代の人がどうすべきか、という観点から、30代には30代が大事、40代には40代が大事と言っています。

人間の成長を見ると、生まれてから成長・成熟して体のバランスがよくなるのが大体30歳なのです。30歳から後は加齢・老化していきますので、30歳という一番いい状態のまま40歳になると次のステップも踏みやすいということはいえます。また、抗加齢の観点から、30歳では生活習慣を改めるだけで失ったバランスを取り戻せます。ズレが少ない分、軌道修正が楽という意味でも30歳からの10年間は大事ですし、その後の体を決める、といっても過言ではありません。

金属と同様に人体もさびる

――加齢による老化の原因について、ご説明いただけますか。

老化の原因は、親からもらった体質的な要因はありますが、それがすべてではなく、生活習慣などの後天的な要素によっても決まってきます。確かに、長寿の遺伝子を持っている人は、労せずして長生きするわけですが、抗加齢学では、遺伝的特質はさておき、その時点でバランスを崩している部分を見つけ、健康長寿を達成するための対処を考えます。

後天的な要素は変えることができます。そのひとつは細胞の酸化です。人間は酸素を吸って細胞中のミトコンドリア（※）でエネルギーを作り出していますが、その過程で莫大な量のフリーラジカル（活性酸素など、分子内に電子が1個不足した、ペアになるべき相手をもたない電子を持つ分子または原子の総称。非常に不安定な状態で、周囲の物質とすぐに反応しようと過激

※ミトコンドリア。動植物の細胞中にあって、呼吸機能を調節する小さな糸状や粒状の器官。遺伝子組み替えの際に使われ、貴重な動きをする。

な動きをするためこう呼ばれる。反応した物質から電子を奪いやすく、細胞を酸化させる原因となる）が生じ、体がさびていくのが老化の原因となります。ですから、いかにフリーラジカルを出させないか、いかに抗酸化物質を取り入れるかということが、細胞の酸化を食い止める大きなポイントです。

　呼吸以外にフリーラジカルを生じさせる原因としては、紫外線、宇宙からの自然放射線、レントゲンで使うエックス線、煙草、アルコール、電磁波、大気汚染などが挙げられますし、また、食品添加物・残留農薬・防カビ剤などは体に入って、肝臓で代謝される過程でフリーラジカルが生成されます。

　また、脳神経や心筋（心臓の筋肉）は、生まれてからほとんど増殖しないと考えられていますので、それらの老化については、老廃物の蓄積と酸化という要素が非常に大きいといえます。老廃物も酸化された代謝産物ですから、酸化の範疇《はんちゅう》に入りますので、酸化が動脈硬化など様々な病気にも関連しているということです。

ホルモン分泌の変化も老化の原因になる

　老化の後天的な原因のもうひとつはホルモン分泌の低下です。加齢とともに分泌が下がるのは、女性ホルモン（組織の修復や維持に関係するエストロゲン、テストステロンの前駆物質で良好な健康状態を維持するのに不可欠なプロゲステロンなど）や男性ホルモン（生殖機構へ作用し、性衝動と筋肉の形成に関与するテストステロン）などの性ホルモン、若さと健康を保つ成長ホルモン、脳の松果体《しょうかたい》から出され睡眠に作用するメラトニン、といったホルモンです。加えて副腎で作られるすべてのホルモンの源として知られるＤＨＥＡ（デヒドロエピアンドロステロン）も、これを元に性ホルモンが作られたり、免疫システムの強化や脂肪燃焼、血中コレステロール値を低下させるなどの役割を果たしているので、不足状態を避けたいところです。

　ホルモン分泌は、生活習慣を改善することによって刺激することができます。ですから、フリーラジカルを出さないことに加えて、これらのホルモンをいかに出させるか、ということが抗加齢のための生活のポイントとなります。

さらに、老化には、神経の老化というものがあります。人の脳には、初め約30兆個の神経細胞があり、ほとんど増殖することなく1日10万個ずつ死んでいきます。抗加齢のためには、それをどう防ぐかということも重要です。神経数の減少、神経伝達物質の生成と分泌の減少、神経機能の衰えに立ち向かわなければなりません。それらをいかに鍛《きた》えていくかがポイントとなります。

ストレスや肥満などの要素も老化を加速させる因子になります。また、精神・神経面でも、神経細胞が減るということ、気力が衰えるという両面で老化も大きな要因となります。

ただし、抗加齢医学は、不老不死を求めるのではなく、健康長寿を求めるものです。生体として老化は避けがたい。人間の寿命の限界は125歳といわれています。限界があるのは仕方がないが、限界までは楽しく、幸せに暮らそうじゃないか、というのが基本的な姿勢です。

フリーラジカルを避ける、作らない そして、抗酸化能力をつける

――では、抗酸化のための具体的な対処法について教えていただけますか。

人が体内で酸素を使ってエネルギーを得る過程でフリーラジカルが生じますが、それを防ぐシステムも備わっています。その代表が補酵素であるコエンザイムQ10（体内のフリーラジカルと戦うために使用される脂溶性抗酸化物質。免疫刺激物質としても機能する）ですが、それ以外にも様々な抗酸化の酵素が働いています。ほかに抗酸化ビタミンと呼ばれるビタミンA・C・Eを摂《と》ることで、体が守られていますが、加齢によってこれらの抗酸化機能は次第に衰えていきます。

また、運動することによってもフリーラジカルが生じますが、だからといって運動をやめる必要はありません。運動によって自分自身の抗酸化能力も上がりますので、抗酸化のためには適度な運動は役立ちます。

極端なダイエットで痩《や》せすぎるのも、フリーラジカルに弱い体を作ってしまいます。脂肪の不飽和脂肪酸

が二重結合している部分は、フリーラジカルと反応しやすくなっています。自らが犠牲になって大事な酵素タンパクや遺伝子が酸化されることを防いでいますので、脂肪は適度に必要です。極端に痩せている人はフリーラジカルに対して非常に弱いため、遺伝子が損傷されてがんになりやすいとか、感染症に弱いということになります。ですから脂肪をおろそかにしてはいけないのですが、体脂肪が30～40％という肥満の状態は問題です。体脂肪が10％以下、7％などというのは危険です。男性は18～25％、女性は23～30％という適度な脂肪はあった方がよいのです。体をさびさせるフリーラジカルは、脳神経、心筋にも影響を与えますから、アルツハイマーにも関係しているといえます。

酸化による老化を防ぐためには、フリーラジカルが体に入るのを避ける、体内でフリーラジカルを作らないようにする、適度に運動をして抗酸化能力を上げる、食事によって天然の抗酸化物質である緑黄色野菜や果物、海草類を摂る、それでも足りなければサプリメントでコエンザイムQ10など抗酸化物質を摂るという方法があります。

肥満の原因はレプチン濃度 BMI指数22が理想的

——肥満も老化を促進させる要因になりますね。

肥満の原因は、脂肪が蓄積することで、増え過ぎると様々な弊害を引き起こします。最近では、脂肪が、レプチンやアディポネクチンのようなアデイポサイトカインと呼ばれる様々なホルモン物質を出すことが分かってきています。

食事からとった脂肪は、肝臓で代謝されて遊離脂肪酸やグリセロールになり、血液の流れに乗って脂肪組織の脂肪細胞に取り込まれます。さらに脂肪細胞は、脂肪を取り込むと、満杯になったサインとしてレプチンを分泌します。通常、食事をすると20分くらいしてレプチンが出てきて、血管を通って脳の視床下部に到達すると、食欲をコントロールする満腹中枢が刺激を受け、食欲が低下するというメカニズムになっています。

ところが、肥満の人の9割以上にはレプチンが過剰な高レプチン血症が見られます。この状態は、レプチン抵抗性と呼ばれ、レプチンが分泌されて食欲を抑えるための信号がでているのに、レプチンの受容体に異常が発生したり、細胞内のシグナル伝達がうまくいかないため、それに応じられず、食欲がコントロールできなくなっています。さらに、レプチン過剰な状態では、レプチンが減ったときの飢餓感が、非常に強くなります。からだ全体の脂肪が2％減るとレプチンもがくっと減ることになり、飢餓感が強くなることからリバウンドなどの原因にもなります。一度太ってしまうと、太りやすく痩《や》せにくい体になるのはそのためです。

脂肪細胞が大きくなるとレプチンは増えるのですが、肥満が度を越すとアディポネクチンが減ってきます。アディポネクチンは生活習慣病との関わりが深く、糖尿病の原因となるインシュリンの分泌にも影響しています。

やはり子どものときに太ってしまうと、脂肪細胞の数が増えるので、大人になってからも太りやすくなるという傾向はあります。

肥満かどうかを判断する科学的にベストな指標は、ＢＭＩ（ボディ・マス・インデックス）で、体重（kg）÷【身長（m）×身長（m）】が、22前後になる人には、高血圧、高脂血症、肝障害、糖尿病などを持つ人が最も低くなるということがわかってきました。つまり、この理想的な健康状態を保つようにすれば、健康長寿が達成できると考えられます。

ただし、この数値も、厳密には日本人に合わせた数字の微調整が必要ですし、年代ごとに最適なＢＭＩが算出できればなおよいと思います。

肥満だけでなく、痩《や》せすぎも問題です。脂肪というのは傷の出血を止める因子やがんを抑《おさ》える物質も出しています。特に女性は子宮や卵巣などの女性器官を成熟させる因子も出しているので、20代で極端なダイエットをしてしまうのは体を早く衰えさせますし、適度にふくよかな脂肪がないと、不妊にもつながります。

便秘は禁物

——便秘も抗加齢の妨げになりますか。

とくに女性には便秘の方が多いですが、便秘は老化の面では不利になります。女性の会社員の中には、朝は非常に慌《あわ》ただしく、通勤距離も長いため、週末しか排便できないという方もいますが、そういう習慣はぜひとも是正《ぜせい》してほしいと思います。

というのは、便秘によって体内でフリーラジカルを出す腐敗物や老廃物といった毒素が腸管の中で生じるからです。それらが大腸の壁を通って血中に逆流して、体内をめぐり、肝臓で代謝される過程で、よけいなフリーラジカルが出ます。毒素自体がフリーラジカルを出すだけでなく、肝臓で代謝される過程で、またフリーラジカルが生じるというわけです。便秘による毒素はにきびの要因になったり、冷え症にも関係してきます。食物繊維をとるなど便秘の原因にあった対処をして、出すべきものはきちっとだしてください。

女性の脳は抗加齢に有利

女性と男性では女性の方が長生きで、日本人の女性の平均寿命は85歳、男性は78歳でともに世界一です。その差は過去30年間で広がる一方で、男性の方が置いてきぼりになっている状態です。

女性の方が寿命が長いのは、動脈硬化や脳神経の細胞に関わりのあるエストロゲンという女性特有のホルモンの影響もありますが、女性の方が、脳の構造上、コミュニケーション能力に長《た》けているからいうこともできます。中高年になってもよくしゃべるのは女性の方でしょう。黙ってしまいがちな男性は、脳神経を使わなくなってしまうのです。喋《しゃべ》るという行為は、相手の目を見て、話を聞いて、考えて、喋るという非常に複雑な神経構造ですから、脳神経を活発化させるには女性の方が有利です。

もうひとつは、女性の方がいつまでも若く美しくいたいという欲望というか願望をより強く持っているという傾向があります。仕事人間だった男性はおしゃれに疎《うと》いことが多いですが、ぜひ、男性もおしゃれをして女性のグループに混ぜてもらって刺激を受けてください。これまでは、男性の方が仕事でストレスを受けることが多かったわけですが、現在は女性も社会進出が進み、男性と同様にストレスを受けるようになりました。どの程度男女の寿命に影響するのかまだ分かりませんが、その点は注意しなければなりません。

体内の疲労毒素、重金属を排出

——体内に入ってくる重金属などの毒素が老化の引き金になっているということはありますか。

ありますね。人は、日常生活のなかで煙草の煙、排気ガス、窒素酸化物、重金属（水銀、砒素《ひそ》、カドミウム、鉛、アルミニウム）、有害化学物質、環境ホルモンなど、体にとって好ましくない物質を、呼吸や食事、皮膚から体内に取り込んでいます。これらは、細胞内に蓄積されて脳神経に影響を与え、老化の原因になると考えられています。

疾患を防いで、加齢による変化に打ち勝つためには、通常の代謝産物に加えてこれらの有害物質を効率よく体外へ排泄することが大切です。

体内の老廃物や環境ホルモンなどの不要な物質を体外に排出することはキレーションといいます。キレーションには、食の安全を心がけ、レトルトやインスタント食品は避け、便秘をしないでよく出して、水を飲むことです。心臓や腎臓が悪くなければ2リットル以上は飲んでほしいです。汗をかいて老廃物を出すのもいいことですね。たくさん入れてたくさん出す、というのが体内をきれいな状態に保つこつです。

キレーションには、生活上の対処法以外に、キレーション療法といって、ＥＤＴＡという二価の重金属をキレート（挟み込む）する物質を点滴するという方法もあります。そうすると重金属が水溶性になって尿に溶けやすくなるので、重金属を尿として溶かし出すという療法を実施している医療機関もあります。

ただし、それを医療機関以外でやたらと行っては危険です。ＥＤＴＡによって体によくない重金属も排出されるのですが、カルシウムやマグネシウムのように体に有用な物質もまとめて出してしまうからです。ですから、排出される量に合わせて微量元素をサプリメントで適度に補う必要があります。

煙草をやめると5歳若返る?!

——煙草の、抗加齢への影響はどうでしょうか。

煙草は問題外です。最近では、抗加齢を語る者は煙草を吸ってはいけないと強く言っています。煙草を吸うと、肺が汚れる、フリーラジカルが大量に発生する、発がんの原因になる、肌が荒れる、毛細血管が収縮するので、肌、心臓、脳も萎縮《いしゅく》し、連鎖反応的に、心筋梗塞《こうそく》、脳卒中、動脈硬化の原因になります。

肌によい様々な対処をしていても、煙草を吸ってしまったら元の木阿弥《もくあみ》なのですが、吸っている人に助け船を出すとしたら、ビタミンA、C、Eといった抗酸化物質とか、コエンザイムQ10をしっかり飲むことをお勧めします。それでも代償にはなりきれない、ということは忘れないでいただきたいですが。

喫煙習慣のある人も煙草をやめれば回復効果があります。まず、煙草をやめると同じだけ食べていたら太ります。それを乗り切って初めて生まれ変わることができるのです。太るというのはどういうことかというと、煙草には毒が入っていて毒を食べていたから今まで痩《や》せていたのですから、同じことをしていたら太ります。煙草はやめた上で、運動をしたり、食事の量を調節したりして、体重をコントロールできたときに生まれ変わるというわけです。

煙草をやめるとイライラしてよけいにストレスになる、という人がいますが、それは単なるニコチン中毒の症状ですから、ニコチンガムやニコチンパッチなどのニコチン投与によってある程度抑えられます。

メラトニンの分泌をよくして質のよい眠りを

——都会生活者には苦手なテーマでしょうが、抗加齢のための質のよい眠りをどう作ったらよいでしょうか。

睡眠のサイクルは1時間半ですから、抗加齢のためには最低でも4単位6時間、できれば5単位7時間半から8時間の睡眠をとるのが望ましいです。睡眠のサイクルの1時間半のなかには、夢を見たりするレム睡眠と質の高いノンレム睡眠とがあり、なかでも2サイクル目のノンレム睡眠の質が一番質が高いことが分かっています。2サイクル目のノンレム睡眠時は、成長ホルモンの分泌量が最も多くなり、また細胞の基底層にある皮膚の細胞分裂も最も活発化し、脳も休息するという大事なときなので、この間の眠りを妨げないようにすることが大切です。

質の高い眠りのためには、睡眠のリズムを司《つかさど》るホルモン、メラトニンが適切に分泌されるよう工夫が必要です。メラトニンは網膜で光を感じると分泌が止まるので、真っ暗にして寝た方がよく分泌されます。大事なのは、朝起きたらまず明るい光を浴びること。太陽の光が理想ですが、それが無理なら照明器具の光を見ましょう。それで網膜に光が入り、メラトニンの分泌がピタッと止まります。メラトニンは起きたら止めておいた方が、その14時間ほど後、再び寝るときにまたメラトニンを分泌する準備を整えることができます。

また、昼に運動をすると、夜、メラトニンの分泌が促されます。一方、夜、カフェインを飲むと、その後メラトニンが出にくくなります。また、電磁波がメラトニンを出にくくすると報告している論文も発表されていますので、枕元に携帯電話を置くのは避けた方が無難でしょう。抗加齢のための理想的な眠りは、就寝時に、成長ホルモンとメラトニンを分泌させるための生活によって実現します。睡眠環境も大事ですから、パジャマ・ベッド・衣類などの寝具、騒音・明るさ・温度・湿度などの部屋の環境には、ある程度お金をかけてもよいのではないでしょうか。

その人にとって快適な状態がいい睡眠のための温度・湿度環境です。自然派が体にいいという信念をお持ちの方もいます。エアコンを一切つけないというのも慣れてしまえばそれでもいいのですが、今まで快適な温度管理をされた環境で育った人がいきなり自然派になっても眠れませんから、睡眠の質という観点から見るならば、その人にとって快適な状態を作ることが大切です。また、人によって仕事や生活環境にはそれぞれ制限がありますから、睡眠にとって本来的に一番いいことができればいいのですが、それができなければ次にいいことを、それもできなければ、その次にいいことをすればいいという気持ちで、投げやりにならずによりよい方法を工夫してください。

呼吸法をマスターする。口呼吸に注意

——では、最後に抗加齢作用を生み出す呼吸法について教えてください。

人は鼻呼吸をするようにできていますから、抗加齢

のためにも口呼吸ではなく、鼻呼吸をすることが大切です。昼間はもちろん、睡眠時に鼻呼吸をしているか、睡眠時無呼吸になっていないか、いびきをかいていないかということも注意する必要があります。

無意識に口呼吸をしないようにするための口閉じトレーニングがあります。「うーん」と踏ん張って唇を閉じて、口はわずかに開けて歯を浮かせて、口周囲咬《こう》筋群を鍛えるという方法です。カタパラという補助器具もあります。これによって、老化によるいびきを先延ばしできると考えられます。

また、私は口周りの筋肉が衰えたためか、5、6年前からいびきをかくようになりましたが、薬局で市販されているいびき防止用の口閉じテープを使用してからは、いびきが抑えられています。専用テープがなければ絆創膏《ばんそうこう》でも構いません。テープで口を閉じて寝ると、普段口呼吸をしている人は最初の2、3日間は寝苦しくなりますが、朝になると鼻が通っているのが分かります。鼻がつまって口呼吸をしていると朝、喉《のど》がヒリヒリしますが、それもなくなる。また、花粉症の症状も軽くなります。

さらに呼吸についていえば、健康志向の呼吸法やヨガの基本をなす深くて大きな呼吸そのものに、体にとって好ましい作用があります。基本が、鼻から息を吸い、鼻から吐ききる腹式鼻呼吸です。仕事をしているときの最も簡単なストレス対策は、合間に2、3回、大きな伸びとともに深呼吸をすることです。

肺の中の血流は不均衡で、じっとしているときは肺の限られた部位しか使われていません。肺は、その機能に非常に余裕があるように作られているもので、通常の1回の呼気量は700ミリリットルくらいで、肺活量が3000〜4000くらいですから、残りは使っていないともいえます。ですから、深呼吸によって、普段は使われない肺の奥深くまで新鮮な空気を送り込んで機能が衰えないように刺激するのは、意義のあることです。

ぜひ、1日に何度かは肺をめいっぱい使う呼吸をしてみましょう。ただし、そのときに煙草の煙を肺いっぱい吸い込むというような危険なことはしないでほしいですね（笑）。

（取材／高橋利直　文／清水直子）

エッセイ

南 研子（熱帯森林保護団体） P.132

Kenko Minami

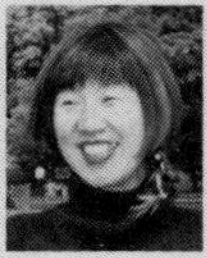

アマゾン、インディオからの癒し 7

自分を信じて「今」を目一杯生きる

女子美術大学卒業。1989年アマゾンの熱帯森林保護団体を設立。2005年5月まで20回に渡りアマゾンのジャングルで先住民と共に毎年3カ月間以上暮らし支援活動を展開。著書に『アマゾン、インディオからの伝言』（ほんの木）がある。第2作めを執筆開始。

小川 康（チベット医学暦法大学生・薬剤師） P.141

Yasushi Ogawa

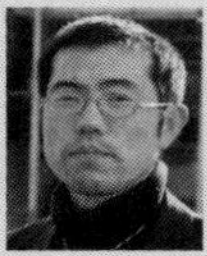

チベット医学童話　連載 第7回

「タナトゥク」インド・ダラムサラより

東北大学薬学部卒業。薬剤師。薬草会社等に勤務後、1999年よりインド・ダラムサラにてチベット語・医学の勉強に取り組む。2000年、チベット医学暦法大学メンツィーカン受験。外国人として初めて合格。元自然観察インストラクター。

連載 第7回

自分を信じて「今」を目一杯生きる

南 研子（熱帯森林保護団体代表）

大自然の恩恵に感謝し、謙虚に生きている、アマゾンに暮らすインディオ。一方、節度を越した発展を続け、行き着くところまで来てしまった私たちの文明社会。同じ、地球に生きる仲間として、これ以上、過ちを拡大する選択をしてはならない。

みなみけんこ
女子美術大学卒業。1989年イギリスの歌手スティングがアマゾンを守ろうというワールド・キャンペーン・ツアーを行い、日本を訪問した。その際、同行したのが縁で、同年5月「熱帯森林保護団体」を設立、活動を開始。ブラジルでの1992年世界先住民族会議を機会にその後、2004年8月まで19回に渡りアマゾンのジャングルで先住民と共に、毎年数か月間暮らし支援活動を展開。現在、熱帯森林保護団体代表。著書に『アマゾン、インディオからの伝言』（ほんの木）がある。

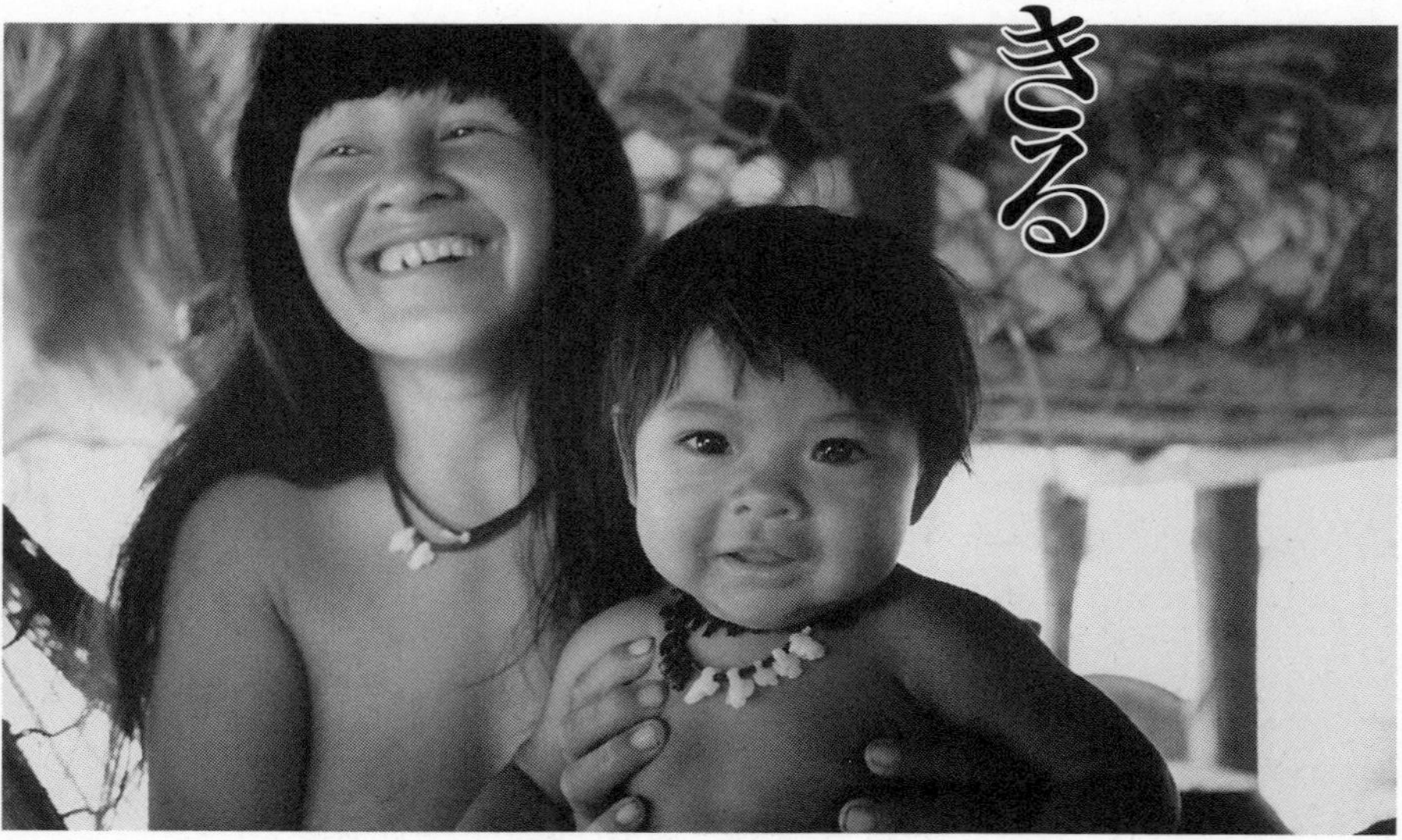

アマゾン、インディオ、チカウン族のお母さんと子ども。

■お知らせ……南研子さんは、長年のアマゾン・インディオ支援活動に対し、新潟県長岡市の「第9回 米百俵賞」を受賞しました（受賞式典は2005年6月15日）。また、6月13日、南さんはアマゾンから帰国し、単行本第2作めの執筆に入りました。

この星で生きる全ての生物は、時がくれば朽ちていく

アマゾンの支援活動を始めて、この5月で17年目を向かえる。月並みな言葉だが、月日が経つのは早い。まあその間に19回、アマゾンに行ったわけだから、計算は合う。が時間の経過に対する概念は個人差があるのだろう。

私は特に巷《ちまた》での年令に対する認識と少し違うかもしれない。去年、国民年金の支払い書が我が亭主殿の分だけ来なかったので、早速、区役所に問い合わせたところ、もう60歳になったので、払う義務が無くなったことを知り、「ああ奴も60歳になったのか」と年月の過ぎる早さに驚いたが、その時は自分が30歳くらいの感じだったのだろう、よく考えてみると、私だって還暦にあと3年だと気づいた途端に、何か奇妙な感覚に襲われた。

ちっとも何も自分の中では変わっていない。歳《とし》だけをかってに重ねていく。確かに、去年は体力的にガタがでたが、過酷なジャングル暮らしもこなした。私が若い頃に、おばあさん数人が、お互いを〝ちゃん〟づけで呼んでいて何だか違和感を覚えた記憶があるが、今、まさに自分がそうなりつつある。

女性の場合は、母親が健在な間は、たとえ自分に子どもがいても、娘の役割がある。私も母が生きている時は、よそ様の前で50歳をすぎた私を、「この子はいくつになっても、変わらない所があるけど、料理だけは上手になったのよ」なんて言われると、なんだか自分が20代のような錯覚すらおこすことがあった。約2年前に母は旅立ち、もうこんな事を言ってくれる人がいないと思うと、ちょっと寂しくもある。

今までは母が私の前を歩いていたので、何となく安心感というか、まだ前線に立たなくていい気楽さがあったが、今度は私が母のポジションに来た。母が亡くなった時、奇妙な解放感も感じたが、同時に責任も重くなった。

この星で生きる全ての生物の宿命は、子孫を残し、時がくれば朽ちていくのだろうが、ここに存在したことの証《あかし》を残したいと願うのは、本能的には子を産む事だが、それとは別に、個人の生き様を現したいと思う

のは、私はエゴだとは思いたくない。

自分の選択した生き方が自分の顔に現れる

最近の風潮かもしれないが、女性の場合は、外見が若くて美しいことに皆、異常なエネルギーを注ぐ。この事に努力することは悪いとは思わないが、せいぜい40歳くらいまでが、どう考えても限界なのではないか。業界は次から次へと化粧品やら健康食品の新製品を、これでもかと売りに出し、宣伝に踊らされ、高価な品々を購入する女性が多い。

ある時、私はデパートの化粧品売り場を通っている時に、販売員の女性に、

「新製品が出ました。お試しになってはいかがですか」

と声を掛けられたが、

「ありがとう。でももう手遅れですから」

と答えると、その女性はびっくりして、何も言えず困った様子だった。

そりゃあ私だって、目の下のたるみや、アマゾンの強い日差しで、シミだらけになった顔をみるたびに、ため息がでるが、かといって、整形してまで、元にもどしたいとは思わない。自分が選択した生き方が、たぶん顔に出る。過ごした時間に自信とプライドを持てるような人に、私はなりたい。

たとえば、絵描きのジョージア・オキーフのように、彼女の顔の皺《しわ》はチャーミングで年をとっても素敵だった。いくら外見を整えても、中身がペラペラだったらつまらないし、私は興味がない。かといって髪振り乱し、女を捨てたような人も、いかがなものかと思う。うまく歳《とし》を取るのは難しい。

インディオの社会は年寄りが元気精神的にも肉体的にもバランスが良い

さて、私が20回近く通っているアマゾンの先住民、インディオ社会の話をしよう。

彼等の社会は、私たち文明社会と全てが異なっている。まず加齢の概念が違う。誕生日などはどうでもよい。ある時、チカウン族の長老メロボに年を尋ねると、知らないと答えた。逆に何故《なぜ》、歳を意識して生きるの

かと聞かれ、初めて私も何故だろうと思った。文明社会は人間を管理しやすくするために、出生届けやら結婚届けを出したり、定年制を設けたりするのも、たぶん例外を除き、当局にとっては統制しやすいからだろう。しかし、個人によって加齢の速度は異なり、一律に考えることに無理がある。

30代でも、もう疲れ果てた人もいるし、60代でもエネルギッシュな人もいる。最近でこそ、シニア世代が様々な分野で活躍しているが、もっと能力を発揮できる場を広げてもよいのではないか。現在、少子化で十数年後には60歳以上が、この国の半分くらいになるのだから。

インディオの社会は、年寄りが元気だ。精神的にも肉体的にもバランスが良い。文明社会は身体が元気でも、認知症の人がいる。反対に頭はしっかりしているが、肉体の機能が不自由な人もいる。インディオ社会はこの両者に当てはまる人が皆無だ。何故だろう？多分それは、個々の時間の過ごし方や老い方が、その人にあったテンポで進み、それをお互いに尊重し、またそれが可能な環境にあるからだろう。

年寄りも安穏《あんのん》としていられない あの世に旅立つまで 自分の役割を遂行しなくてはならない

なにより私たち文明人と違うのは、年寄りにしか出来ない役割がインディオ社会には多々あることだろう。文字が無い彼等の世界は、年寄りからあらゆる知恵や伝説、ジャングルの法則などを習う。年寄りも安穏としていられず、あの世に旅立つまで自分の役割を遂行しなくてはならない。

狩りや家作りもおじいさんたちは率先して行い、おばあさんは水汲《く》み、畑仕事に精を出す。どこかちょっと昔の日本に似ている。

身体を常に動かしているので健康的で、情報も多くないので不安もなく、大家族なので孤独感も抱かずにすむ。よってインディオの寝たきりの人を私は見た事が無い。

もう死にそうなおばあさんが、よろよろしながら、主食のマンジョーカ芋《いも》をすっている姿を見て、来年は会えないなあと、思ったことがあったが、その翌年に、元気で畑仕事をしている姿を見かけた時には驚いた。

文明社会では、病院に入れられ、肉体が萎《な》えて死んでしまうが、インディオの年寄りは必ず、元気になると自らに言い聞かせ、その通りになる。念じる力の強さが、その人の生命力をよみがえさせるのだろう。

ここで一つ断っておかねばならないことがある。それは文明社会の人間が全てストレスを抱え生きている訳ではなく、特に都市部に暮らす人は、自然から離れ、人工的な環境に身を置くことになる。そうなると、無理がでるということだ。何故かというと、人間は本来、生物の一種で本能的に自然環境が恋しくなるからだろう。

その反対に、第一次産業的なことに従事している人は、自然を相手に日々暮らしている。農家のおじいさんや漁師さんたちは、日焼けした笑顔がなんともいえず美しい。

自分ではコントロール出来ない自然に畏敬《いけい》の念を払い仕事をする、謙虚さを意識せずに持ち合わせ、なおかつ、窮地《きゅうち》に追い込まれても、粘り強く、寛容でしなやかな強さで解決する術《すべ》を知っている。この生き方は、インディオの人と類似する。

人は何かはっきりした目的があれば心身共に充実し多少の困難も克服できる

5年前に、カヤポ族の長老ラオーニは、近郊にある牧場から一頭の牛が彼の村に迷い込み、その牛と素手で戦い、足の骨を折った。この時、ラオーニは既に80歳を越していて、ブラジリアの病院で手当をしたが、完治する前に、病院暮らしがいやになり村に戻った。

その年に、私は彼の村を訪問したが、膝《ひざ》から不気味に骨が突き出し、杖《つえ》なしでは歩けず、痛々しい有様で、年老いた老人のようで、もう彼もこれまでかと思わせるほど、何かが弱っていた。しかし、その翌年にブラジル政府が、法的に守られているはずの先住民保護区に眠っている、地下資源の採掘権を自由化するという法案を、議会で通そうとした時、ラオーニは立ち上がった。

カヤポ族の正装である羽根を頭につけ、戦いのシンボルであるボディーペインティングを体に塗り、ブラジリアの大統領官邸を訪れたその姿は、完全に復活していた。

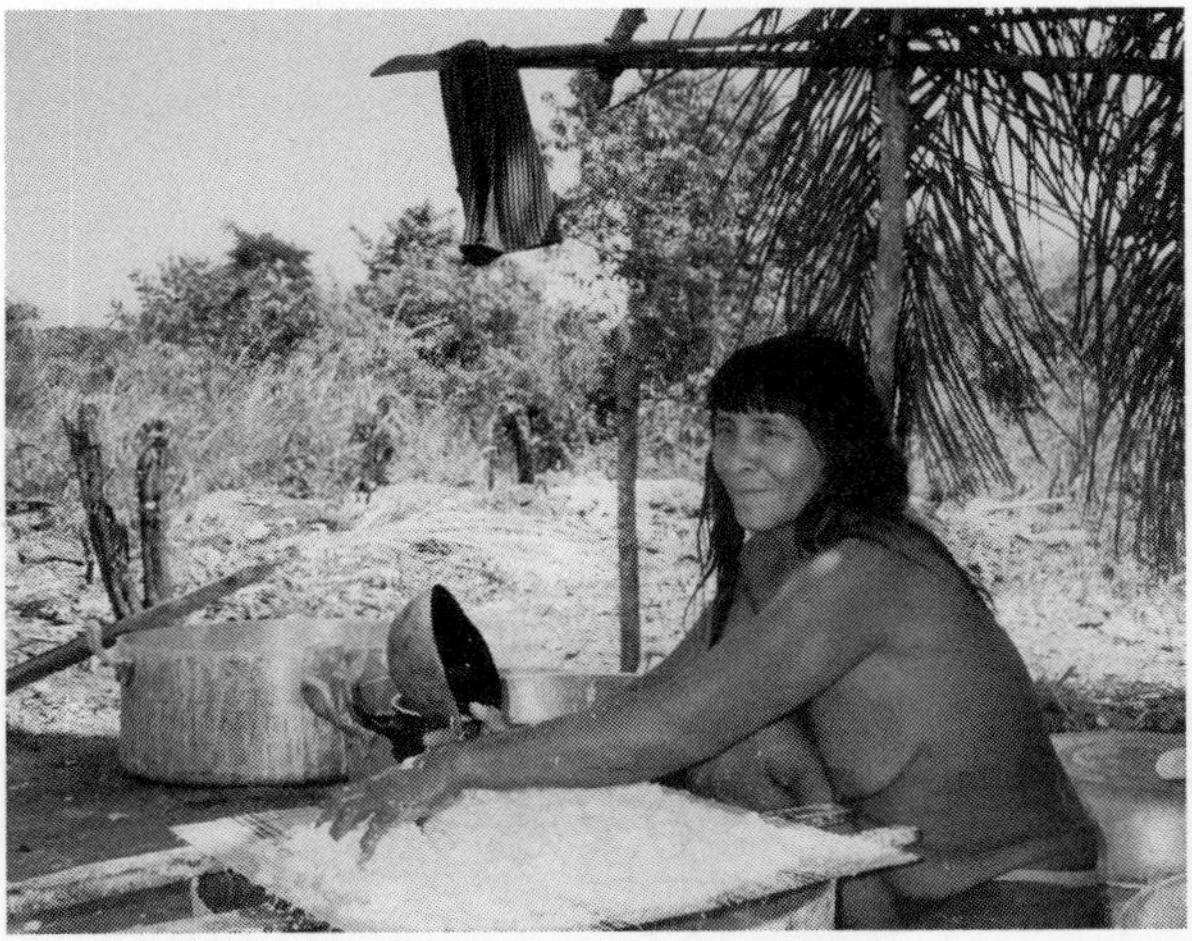
主食のマンジョーカ芋を料理しているメイナク族の女性。

杖がなければ歩けなかったはずなのに、その時のラオーニは走っていた。私は思った。人間は何かはっきりした目的があれば、心身共に充実し、多少の困難も克服できる。まあ彼は並の人間ではないが、さりとて神ではない。そして私は彼から沢山の事を学んだ。

私たち文明社会は、個々の人間の可能性を年齢で制限している。もう70歳だからとか、年がいもなくなどと、周りが決めつけがちだ。小さな枠に押し込め、もしやる気がその人にあっても、よっぽど強い意志力とパッション（情熱）を持ち合わせていない限り、このバリアを破り、望む行動を起こせない。

私の友人数人も、もう計画的に老後の設計を立てている人たちがいるが、私はせいぜい考えて3カ月先くらいで、今日を目一杯生きている。

今日が過去になるわけだから、凝縮した過去の時間が現在を支え、大きなエネルギーとなって明日へとはじける。生命保険にも入っていないし、借家住まいで、財産なんて全部アマゾン支援に使い果たした。守りの姿勢ではなく、常に生身を外にさらして生きている。当然病気も出来ないので、寝る前に、肉体さんに感謝し、健康でありますようにとお願いする。

そして大事な事は、ひらめきが浮かんだその時がジャストで、もう遅いとか、この年でそれは無理だとか考えずに、ひたすら自分を信じ、行動に移す。

●既成概念をとっぱらい 常に物事をニュートラルに考え行動する

それには常日頃の生活態度が重要になってくる。私はいつも他者から何かを学ぼうとしている。若者のセンスもあなどれない。今どきの若い者は……などと言わずに、それが私にとって素敵だったらアイデアを頂く。既成概念をとっぱらい、常に物事をニュートラルに考え、多少辛い時でも、これは次に良い事がくる前兆だと、自分に言い聞かせる。そしてなにしろ我慢をしないことだ。人間は集団で生きているので、それなりの不自由さはあるが、限度を越すと病気にもなる。自分を慈《いつく》しむことが出来ない人は、他者にもやさしくなれない。まず自分がやっていることにワクワク感がなければ、自分が可哀想だ。

今は亡き、私の父はよく、

「好きな事を徹底的にやりなさい。必要な物は自然に後からついてくるから心配しなくていいよ」

と言っていた。何と無責任な事を言う人かと、その頃は思っていたが、実際40歳を過ぎてアマゾン支援のNGOを立ち上げ、最初は慣れないことで苦労もしたが、だんだん道も開け、現在では大変だが、これが生き甲《が》斐《い》になってきた。

周りを見渡し、私の親の世代がだんだん、あちらの世界に近づく年になってきた。既に親を看取った人もいるが、結構この問題があちこちでおこっている。そしてここで私はあることに気づいた。認知症になっている人の多くが、そこに至るまでに、かなり我慢をしてきたのではないか。そして周りには、出来た人、良い人と印象を与えている。自分の事はさておき、いつも夫や子どもを優先に考え、かなりの無理も厭《いと》わない。深い心の奥底では欲求不満があったはずだ。

友人のおかあさんは認知症になってから、やったこともないのに、毎日ゴルフバッグを抱えてゴルフ場へと行きたがった。実はお父さんが、休みの時は必ずゴルフ場へ行き、おかあさんは留守番だった。夫婦で一緒にどこにも行かなかったという。またもう一人の友人のおかあさんは、夫が夜中に芸者さんを連れて帰ってきても、食事を出したという。きちんと着物を着て、完璧な母と妻を演じてきたが、やはり認知症になって、

夫に、

「何故まだ死なないんだ」

と毒ついたと言う。

まあこれだけの話で判断することは乱暴だと思うが、心に何かが溜《た》まっていない人、裏表の無い人、思ったことを口に出す人、くよくよせずに楽天的な人などは比較的ストレスが少ないので、こういった症状にはならないのではないか。

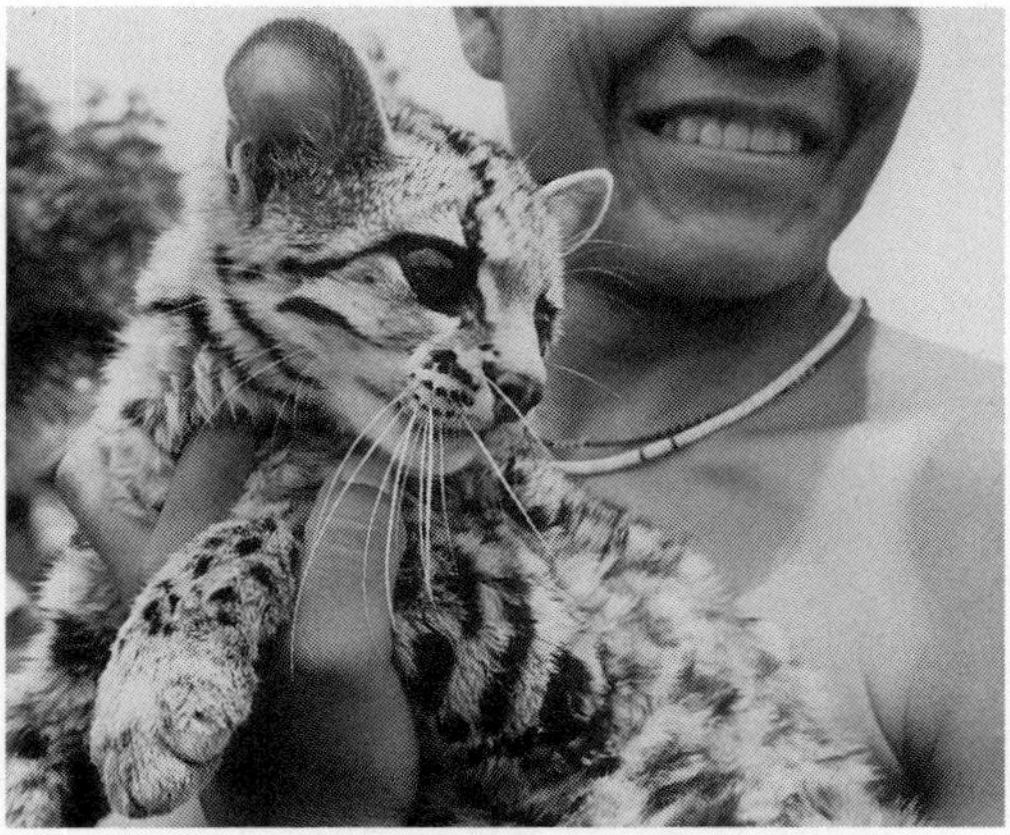
弱った野生動物は、保護して元気になったら森にかえす。

不安にならない事。不安が全ての事柄のネガティブな要因を呼ぶ

えらそうな事は言えないが、日々に感謝する生き方は、そうそう我慢もなく、かといって人に迷惑をかける事も少ない。そして一番大切なことは〝不安〟にならない事だ。不安が全ての事柄のネガティブな要因を呼ぶ。いいじゃあないか、皆、年を取っていずれは死ぬのだから、それに逆らって若くあることに執着する必要も無い。ただ、人生のプロセスには真剣に向き合い、あいまいに過ごしては、後からそのツケがドカッと来る。私の知人に最近、がん患者が多いが、手術をした人、しない人さまざまだが、言えることは、現在皆、元気に仕事をしている。中には医者が見放し、いくばくかの命だと宣言され、冗談じゃあない！　と怒り民間療法である、プロポリスやアガリクス、また中国まで行き、自分と合った漢方薬に出会い、がんが無くなったり、小さくなったという話も聞く。ここで大事なことは、本人がめげずに、あきらめないことだ。それなりの理由で病気になったのだから、何かに気づ

くこともある。中にはがんになって感謝した人もいるくらいだ。

40歳くらいまでは、迷い、悩み、立ち止まり、多くの経験をしよう

私はその人の人生で、何一つ無駄なことなど無いと思っている。その人にとって必要な体験は、結果的に他者が選択したのではなく、全部自分が選び、判断し行動している。人のせいにすることなど、もってのほかで、まして占いや当て物師などに自分の大事な時間を委ねるなど、私には考えられない。

納得して人生を歩んでいる人は、男女共、年より若く見える人が多く、輝いている。40歳くらいまでは、迷い、悩み、立ち止まり、しょうもない事をさんざんした方が私はいいと思う。人間に味が出た頃から、ボチボチ自分がやりたい事を腰を据えて始めたらいいのではないか。かなり、偏見と独断の発想だが、そう間違ってもいないだろう。

アマゾンに暮らすインディオの人は、ある意味では今のところ、幸せといえる。過酷ではあるが、ジャングルという大自然の恵みを受け、それに感謝し、謙虚に生きている。彼等の社会は一万年以上をかけ、完璧なまでにシステムが確立している。私たち文明人が節度を越した発展を望み、もうどうしようもないところまで来てしまったこの過ちの選択を、インディオの人まで巻き込みつつ進んでいることに、私は罪の意識を覚える。

私は、基本的にアンチエイジングには興味がない。個々が、今日という日に満足し、片手は自分のために、もう一方の手には他者が幸せになるために、ほんのちょっとだけ考える、そんな社会になれば、平和で安心して、私はそれなりに可愛いおばあさんになれると信じている。

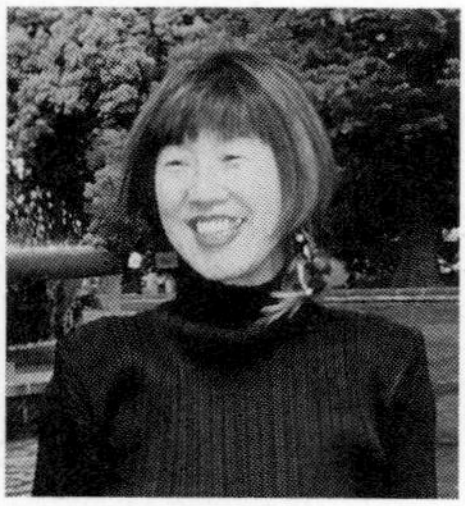

©富山県国際伝統医療センター（「四部医典」タンカより）

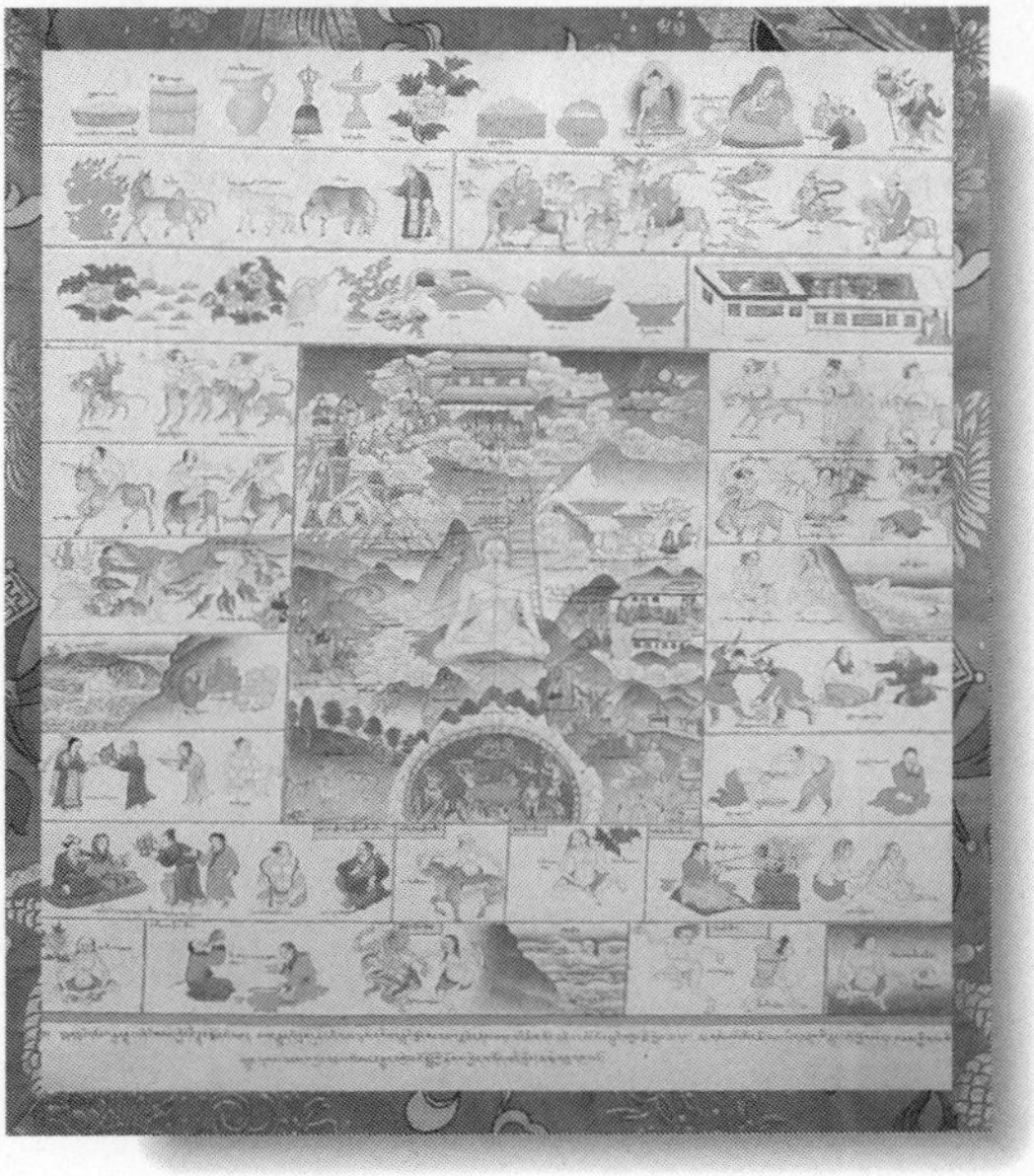

連載 第7回

チベット医学童話

「タナトゥク」—インド・ダラムサラより—

「チベット医学」を学ぶためにインドに留学し、
4年に1回の試験に外国人で初めて合格。
現在、チベット医学暦法大学生の小川さんの、実体験をもとにした
「チベット医学童話」をインド、ダラムサラよりお届けします。

小川 康（チベット医学暦法大学生・薬剤師）

おがわやすし
富山県出身。東北大学薬学部卒。薬草会社、薬局、農場などに勤務。1999年１月よりインド・ダラムサラでチベット語・医学の勉強に取り組む。2000年５月、メンツィーカン受験、チベット人以外の外国人として初めて合格。2004年３月無事３年生に進級。現在チベット医学暦法大学生。薬剤師。元自然観察インストラクター。

クルモンの伝説

むかーしむかし、薬の神様はクルモンという薬草をお創りになられ、特別な呪文を唱えました。するとクルモンには他の薬草には備わっていない不思議な力が宿ったのです。熱を冷まし痛みを和らげるような病を癒す力ではありません。クルモンはとても生命力の強い薬草なのでたちまち世界中に拡がり、全ての薬草の調和を保つリーダーの役割も果たすだけでなく、色んな環境に適応できるようにと進化を続け、ついには2000種類にまで増えました。ところが、ある日のことです。地球上に大洪水が起こりほとんどの薬草は消滅してしまったのです。その時、たまたま空中を舞っていたクルモンの種は下界で起こっている大惨事をただ見つめているしかありませんでした。

幸運にも生き残ったクルモンの種はヒマラヤの高地に着地できる場所を見つけて再び増え始めました。でも、大災害のショックのせいで、多くのクルモンは神様のメッセージを次第に忘れてしまい、もともと一つだった名前も2000種類それぞれが別々の名前を持つようになってしまったのです。「モグラ」「ライオン」「鼓（つづみ）」「苦草（にがくさ）」…。それでもヒマラヤのクルモンだけは本当の名前と、神様が託したメッセージを忘れませんでした。だからでしょうか、ヒマラヤのクルモンは聖なる薬草として人間から崇《あが》められるのに、名前を忘れたクルモンは人間に踏みつけられ決して大切にはされませんでした。

ある日、その国で「鼓草（つづみくさ）」というありふれた名前で呼ばれていた薬草はヒマラヤのクルモンに憧れて、自分の種を何百個とヒマラヤに向けて飛び立たせました。残念なことにほとんどの種は途中で力尽きましたが、一粒の種だけ何とかヒマラヤに辿りついたのです。どんな素敵な花に出会えるのだろうと「鼓草」の種は夢を膨《ふく》らませました。そのとき人間の母親が子供と戯《たわむ》れている声が聞こえてきたのです。

「ほら、ご覧、クルモンだよ」

前回のあらすじ　装飾された色とりどりの宝石から放たれる光には「なぜ」という思考を奪ってしまう怖ろしい力を秘めていることがラティの手によって明らかとなった医薬の都タナトゥク。そしてタナトゥクの教えを守る軍神に追われるようにラティは医薬の都を去っていきました。

母親が指差した黄色い花が憧れていたクルモンだと知ったとき、それは自分自身だったことに初めて気がつきましたとさ。

テンジンさん、これが私の父から聞かされたクルモンの伝説です。きっとこの黄色い花があなたを進むべき道へと導いてくれます。10日、ツェチュの祈りの日に北のはずれにあるガンデン寺を目指して下さい。この日ならばタナトゥクの軍神「コルチェン9」たちがお供え物を召し上がるために下界への扉が開かれます。未来のニヨンで待っていて下さい。必ず私たちは出会えます。お元気で。ラティ

聖なる湖ラツォでラティと別れてから一週間後に一通の手紙が届けられました。ラティはあの日の前日にすでにタナトゥクを去る覚悟を決めていたことを知り、改めて湖での別れを思い出したのでした。

「タナトゥク」ーインド・ダラムサラよりー

「タシ、クルモンって薬草を知っているかい?」

テンジンは手紙に目をやりつつ、心ここにあらずの感で尋ねました。

「ああ、もちろんだよ。サーラ人なら誰もが知っている花さ。でもどうしてそんなこと訊《き》くの?」

「いや、別に…。そういえば次のツェチュ、サーラ暦10日はいつだっけ?」

「昨日が17日だからまだまだ先の話さ。ツェチュの前日になるとサーラ国の医者はみんな準備で大忙しだよ。」

「何をするの?」

「ツァンパ(麦こがし)とバターと黒砂糖をよく練って、9人の軍神コルチェン9へのお供え物を作らなくちゃいけないんだ。もちろん実際には何の変化も起きないけれど、祖父の代に一度だけ本当にお供え物が消えてしまったことがあったらしい。でも誰も不思議には思わず、軍神さまが本当にいらっしゃってお召し上がりになったのだと、それからのお祈りに一段と心がこもったと伝えら

れている。それはそうと、一週間前から軍神さまがなにやら騒がしいなあ。なんでも女神の館から伝説の小袋が盗まれたそうだ」

「へえ…、そうなんだ…」

テンジンはとっさに知らない振りをすると同時に、ラティが無事に故郷へ戻ることができたのか心配になりました。でも、もし無事に辿り着いていたとしたら、タナトゥクの魔法によって僕のことを忘れてしまっているのか…。テンジンは今まで経験したことがない寂しさに包まれました。


数日後、いよいよお薬師さまの説法はクライマックスに入りました。

『よいか、皆のもの、よく聴くがよい！　法が乱れた末世の500年、魔鬼がさまざまな急性の病気を引き起こす。鬼女が伝染病をまき散らす。外教徒の作る新たな物質が毒となる。その時、自分と他人を守る術をここに教える』

ニヨンに伝わる言い伝え通りの言葉にテンジンの胸は自然と高鳴りました。

『末世の500年には、金・銀など貴重な薬は手に入らなくなる。貧しい者たちは薬が買えずに苦しむであろう。薬を持たない医者は商品のない商人と同じで役に立たなくなる。だからその時、身の回りにある草だけで薬を作らなければならない。

伝染病を防ぐ手段には真言と薬草の2つがある。

真言は、オム・ビデバレ・カプル・アティプル・ビプルソ・ビプブソ・ムルヤソ・クマラヤソ・ラツィソ・バンダバンダソ・バザラバネパネソ・ビテビテソ・ティカザニャナソ・ママドゥルソ・プツァヨギニソと108回唱えよ。

薬草は、トリカブト・麝香《じゃこう》・硫黄《いおう》・菖蒲根《しょうぶこん》・没《もつ》食子《しょくし》・ニンニクからなる丸薬を黒い布で包み五色の糸で口を結び、首にかけよ。丸薬をしばしば鼻に近づけて匂いを嗅げば、そなたの身体は金剛のように丈夫となりいかなる病気も寄せつけない。

仮に伝染病に罹《かか》ったならばホンレン・甘草《かんぞう》・熊胆《ゆうたん》・赤小豆《せきしょうず》など23種類からなる丸薬を作って飲めば、

あの世に行きかけていた魂が返ってくる。もしくは阿仙薬《あせんやく》・甘草・桂皮《けいひ》・丁字《ちょうじ》・木香《もっこう》の5種類からなる丸薬を飲めば萬《よろず》の伝染病に対して効果があるのでこの薬を金のように崇めよ。

また高熱が出たならばメギの黄色い樹皮・リンドウ・ゲンノショウコ・白いトリカブトの4種類をダラニの真言を唱えながら調合し服用せよ』

テンジンはニヨン村を脅《おびや》かす謎の呼吸器病に効果のある薬の処方を胸に確かに刻み付けました。この処方を持って帰ればきっとみんな喜ぶだろう。でも、そのためにはお薬師さまの教えを全て暗誦しなくてはいけません。さもなくばタナトゥクにかけられた魔法でタナトゥクに関わる全ての記憶を消されてしまうというのです。テンジンはタシのようにスラスラと暗誦することができず、この医薬の都から教えを携えて帰国の許可を得るにはまだまだ途方もない時間がかかりそうでした。でも故郷のみんなを早く安心させてやりたい。そしてラティが最後に言い残したタナトゥクの真の秘密を知りたい。いや、タナトゥクの秘密、三体液の謎を解き明かさずして暗誦を完成させることは少なくとも僕にはできそうもない。

「タナトゥク」ーインド・ダラムサラよりー

テンジンはタシの寝顔を横目に、眠れない夜を過ごしました。そしてその時、彼の中である決心が生まれつつあったのです。同時に自分がここタナトゥクに辿り着いたことの本当の意味に気がつきました。それは多分、ニヨン村を脅かす謎の呼吸器病を防ぐ薬を見つけるためだけじゃないということに。

翌月の10日、タシがいつものように起きると机の上に手紙が残されていました。

タシへ　いままで僕を助けてくれてありがとう。突然だけど僕はタナトゥクを去ることにした。相談すればきっと強く止めただろうから、こんな形でしか別れを言えずにごめん。

今回は僕には暗誦を完成させることは難しそ

うだ。でもきっと、いつの日か、それはもしかしたら来世になるかもしれないけれど、タナトゥクにやってきて全てを暗誦してみせる。タシ、君が暗誦試験に合格してお薬師さまの教えを全て持ち帰ることが許されたならば、伝染病を防ぐ処方をニヨンに伝えてほしい。サーラ国の隣、ギャミ国の首都にいけば、もしかしたら学問を修めているニヨンの人間がいるかもしれないから、その彼に伝えてくれないか。タシ、僕たちはきっとまた出会うような気がする。その時は僕が君を助けてあげたい。本当にありがとう。　テンジン

ガンデン寺にて

息をはずませながらテンジンはガンデン寺に辿り着きました。山のてっぺんにお寺をぐるりと囲むように巡礼道が続いています。早速、クルモンという薬草がどれなのかを、道端で休んでいる翁に尋ねようとして息を飲み込みました。白い髭《ひげ》を蓄えた翁は先日、ネにまつわる神話を語って聞かせてくれたジーヴァカ翁だったのです。

「やれやれ、ニヨンの人間はどうもせっかちでいかんの。この前はお酒のせいで少し喋りすぎてしまったようじゃ。しかし、ニヨンに謎の呼吸器病が拡がり、お前さんがタナトゥクにやってきたのも、そしてここで帰ってしまうことも、全ては運命なのかもしれん。今までも多くの人間がやってきて志半ばにして帰っていったものだ。そこへいくとサーラ人は教えをしっかりと暗誦し守っていくことに優れている。そういえば先日、女神の館からルンの小袋が持ちだされ軍神たちが大騒ぎしていたが、ラティの仕業じゃないのかね。最近、姿を見ないと思っていた」

テンジンはドキッとしました。

「よい、よい。きっとお前さんたちが見たことは、たとえ記憶から消されたとしても魂には刷り込まれているに違いない。今までここで学んだ教えもけっして無駄にはならないだろうて。いつの日に

か、いや、いつの世にか、またタナトゥクにおいでなさい。そのとき、教えを容易に暗誦できることを不思議に思うじゃろう。タナトゥクに長くいると色んなことが解ってくる。聖なる『ネ』の知識は最初の文明の時代に作られたものだというが、果たしてこの四度目の文明では『ネ』に辿り着き、それを超えることができるかどうか。私はタナトゥクから見守らせてもらうよ」

　そういうとジーヴァカ翁は枸杞（クコ）の根で作られた杖でテンジンの足元の花を指しました。テンジンはその花の葉を踏みつけていた足を慌《あわ》ててどかしました。

「ほ、ほ、ほ。たとえ踏みつけられようとも、クルモンは決して怒ったりはしない。心配無用じゃよ。クルモンはこの世の歴史の全てを眺め、これからも人々の足元で咲きつづけるだろう。さあ、行きなされ。ここは時空を超えた都タナトゥク。お前さんの故郷に巡礼道はつながる。ただこれだけは最後に言わせておくれ。タナトゥクの教えも

「タナトゥク」―インド・ダラムサラより―


魔法も、全ては人類の幸福のためにあるということを」

　幅のせまい巡礼道を進み始めると道端に咲く黄色いクルモンに囲まれてしまいました。ああ、そういえば家の裏の畦道にもクルモンがたくさん風に揺れていたっけ。懐かしいな…。祖母が病気になったとき、クルモンを摘んで枕元に飾ってあげたよな…、早く故郷に帰りたい、あれっ、この道は実家の裏の畦道じゃないのか…。タナトゥクと故郷の景色が交錯していく…。ちょっと待てよ。あそこに見覚えのある青い花が一輪咲いている。

　タナトゥクの魔法によってぼんやりとした意識の中でツェルゴン（ヒマラヤの青いケシ）が断崖に生えているのを見つけました。以前のように「おいで、おいで。こっちだよ」と呼んでいるようです。テンジンはクルモンを踏まないように注意しながらツェルゴンに近づこうとしました。この珍しい花をニヨンに持ち帰って家族に見せてやろうとしたのでしょう。もう少しで手が届きそう

…。思えば今までどんな断崖絶壁でも、大きな落石が迫ってきても見えない力で守られているかのように切り抜けてきましたが、なぜかその時だけ魔が差したとしか思えません。あっ、と思った瞬間には崖から滑り落ちて後頭部を強く打ちつけてしまったのです。まるでもう一人の自分がそこに横たわっているのを見つめているかのような冷静さで意識が遠のいていくのを感じ取っていました。

「当機はまもなく着陸態勢に入ります。どなた様もシートベルトをしっかりと御着用になって下さい」

北海道からの出張を終え、富山空港に降り立つと天人は一気に疲れを感じました。昔ながらの売薬のスタイルをセールスポイントにして反魂丹《はんこんたん》や萬金丹《まんきんたん》や陀羅尼助《だらにすけ》や熊の胆《くまい》、赤球《あかだま》はら薬を販売しているものの、やはり郊外に進出してきたドラッグストアには歯が立ちません。おまけとして配っている紙風船やカエルの人形もテレビゲーム全盛

の時代にあっては博物館でしか注目されることはなさそうです。最先端の現代医学でもなく、神秘的な東洋医学でもない土着の伝統和漢薬はこの時代にあってはお土産としての価値しかありませんでした。

なぜだか知らないけれど天人は小さい頃から売薬のおじさんがくれる紙風船が大好きで大きくなったら売薬さんになるんだ、と心に決めて薬学部に進みました。そして夢を叶えるべく、同級生たちが一流製薬会社に就職するのを尻目に重くて黒い柳行李《やなぎごうり》を担ぐ売薬さんになることにしたのです。でも世の中そんなに甘くはありませんでした。こんなわずかな売り上げでは生活していくのがやっとの状態です。

「やれやれ、そろそろこの商売もやめて製薬会社にでも就職するかな。もうこんな時代遅れな格好もおしまいさ」そう呟《つぶや》くと彼は早々に寝床に入りました。床下からスズムシの鳴き声が聞こえてくる、いつもどおりの秋の夜でした。何かしら気配

を感じて真っ暗闇の中にフワフワと光るものが見えたときも、きっとこれは夢なのだろうと慌《あわ》てることはありませんでした。と思った瞬間、その光る物体は天人の口から入り込み、ウンガッグッグ、とまるで漫画の一場面のように飲み込んでしまったのです。これは夢ではない、と何度も確認してみたものの、翌朝にはやはり夢だったのか現実だったのか定かではなく、なんとなく違和感の残る胸のあたりを察すってみては悪霊に憑《つ》かれたのではないかと心配になりました。

　次の日の朝、ふと地方新聞の特集記事が目に留まりました。

『反魂丹《はんこんたん》の原点を探る』…伝説では母親の病を救うために立山に祈願に行った折、西方浄土におわす阿弥陀如来から薬を授かった。その薬を飲ませるとたちまちにして病が治ったことから魂を返す薬と呼ばれたという。史実においては、14世紀に大陸の人間によって岡山の万代家に伝えられたといわれている。当時の古文書によると胡黄蓮《こおうれん》・竜《りゅう》脳《のう》・麝香《じゃこう》・丁字《ちょうじ》など23味からなり、加工や丸薬製造に特殊な技術が必要だった。反魂丹の主成分でもある胡黄蓮は正倉院にも納められており、故・難波恒夫博士（富山医科薬科大学名誉教授）の研究によりその起源はヒマラヤに生えるホンレンというゴマノハグサ科の薬草であることが判明した。ヒマラヤの麓に拡がるサーラ国においてもホンレンは汎用され、サーラ医学には欠かせない薬草となっている。

　サーラか…どこの国のことだろう。天人の胸が彼の意思とは裏腹に激しく疼《うず》きはじめました。

（童話タナトゥク　続く）


「タナトゥク」ーインド・ダラムサラよりー

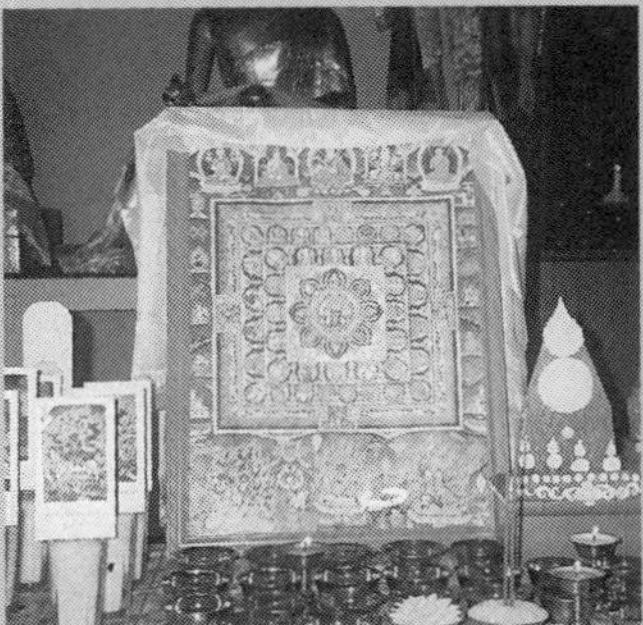
毎月10日におこなわれるシェチュの儀式祭壇

「インドやアマゾンに生える貴重な薬草も結構ですが、それよりも皆さんと同じ空気を吸って育っている身の回りの薬草に目を向けてみませんか」

これは私がチベットを知る前のこと、薬草会社の通信で連載していた『薬草相談室』に載せた一文です。そしてこの文章から8年後の今もその思いに変わりはありません。では、なぜチベット医学を目指したのかといいますと「世界一薬草に精通し」「世界一たくましく」「世界一素朴な」チベット医に憧れたからです。薬剤師の原点は薬草を摘むことにあるとするならば、チベット医学はまさに薬学の原点を忠実に守り続けている『世界一の薬剤師』だと言えるのではないでしょうか。

このとき当時、愛用していた百草丸（ひゃくそうがん）がチベット医学に興味を抱く切っ掛けを与えてくれました。百草丸と陀羅尼助は起源が同じとされ、陀羅尼助は空海によって相伝されたという伝説があります。そして陀羅尼助が陀羅尼のお経を唱えながら作られることから、もしかしたら百草丸のルーツはチベットにあるのではと空想したことが始まりでした。しかし残念なことに主成分の黄柏（オウバク）はチベットには生えていませんし、文献的にチベットと陀羅尼助を関連づける証拠は何も残っていません。

ところが初めてダラムサラに到着した2日後に黄柏と見間違うような真黄色の樹皮が燃やされているのを見て、もしや、と驚いたものでした。これは後で同じベルベリンという抗菌成分を含むケルパ（日本名メギ）だったことが判明し、さらに数年後、チベット医学の教典の中にケルパを主成分とした百草丸そっくりの処方を見つけたときは、まるでヒマラヤに埋蔵されていた宝を発見したような無邪気な興奮を覚えました。

同様に富山の売薬で有名な反魂丹で古来用いられていたという胡黄蓮はヒマラヤ特産の薬草であり、萬金丹に用いられる阿仙薬は鑑真《がんじん》が大陸から持ち帰ったと伝えられていることから百草丸と同じように空想が拡がります。そういえば富山の売薬の姿はどこかしらチベット医と通じるものがあります。売薬の根本理念である先用後利（せんようこうり：使って頂いた後に利益を頂く）は治療代金を頂かないというチベット医学の古き伝統と重なります。どちらも足腰が強く、歌（民謡）を愛し、立山には曼荼羅《まんだら》も残されています。富山の売薬のルーツがチベット医学にあったというのは限りなく空想に近い仮説ですが、そう考えるとチベット医学が身近に感じられないでしょうか。

少しだけ種を明かしますと、チベット医学の母であるアーユルヴェーダは日本にも仏教医学として伝えられているので、日本の古代医学書には四部医典（チベット医学教典）と共通する箇所が多々見つけられます。したがって日本の伝統的和漢薬とチベット薬が似通っていても不思議ではありません。

大学を休学し、久しぶりに日本で腰を落ち着けて生活してみると、たとえば、鶏のトサカは教典に「肉を作り、骨を充実させる」と記述されていますが、チベットでもインドでも、実際に用いられているのを見たことはありませんでした。ところが、日本ではヒアルロン酸の名前で化粧品、薬品、健康食品として幅広く活用されていることに、不思議な感動を覚えたものです。もちろん、これら日本の商品や薬を逆にチベット医学の理論に当てはめることにより、体系立てて購入することも可能になってきます。そしてそこにチベット医学が日本に貢献しうる一つの可能性を見つけることができるのです。またヒマラヤから日本を眺めると、もっと自分たちの足元がはっきりと見ることができるのかもしれませんから、今度、一緒にヒマラヤの薬草観察にでかけませんか。

観察会では最初にヒマラヤの聖なる薬草クルモンを紹介したいと思います。クルモンはヒマラヤ薬草実習で一番収穫量が多い薬草の一つで、私も毎日のように掘る作業を行ったものです。クルモンは日本では古くは鼓草と呼ばれ、花の形が鼓に似ていたことから名づけられました。子供たちがこの花を耳に近づけては鼓を打つ振りをして遊んでいた様子が目に浮かんできます。

「タン、ポポポ…。タン、ポポポポ…」

チベット医学とは私たちにとってヒマラヤのタンポポのような存在ではないだろうか。いつでもどこでも自分の故郷、ルーツを忘れないように薬の神様はタンポポをお創りになったのかもしれません。手が凍るようなヒマラヤの清流でタンポポの根を洗いながら、ふとそんな思いが脳裏をよぎったのを覚えています。

そして自分のルーツが日本であり富山であることを、しっかりと再確認した今、私は未来へと時計の針を進めるために大学に復学する決心をしました。

（続く）

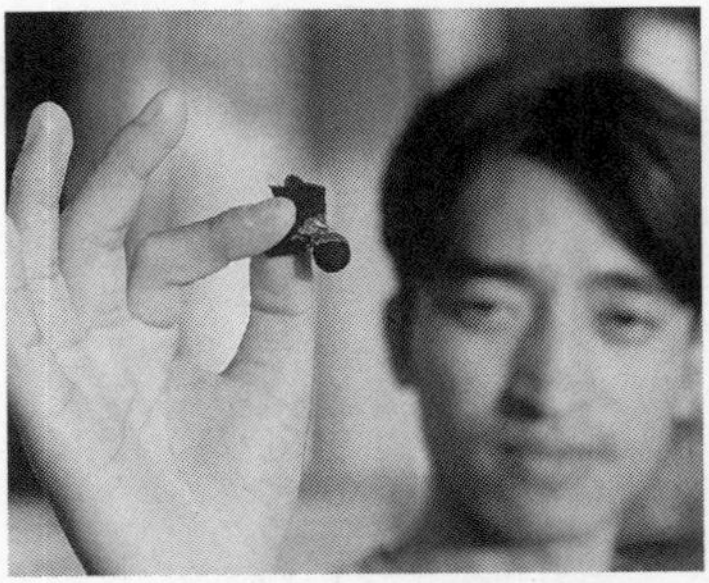

ＳＡＲＳを防ぐ薬として一躍脚光を浴びたチベット薬「リムスン」。首にかけて、定期的に鼻に近づけると、効果を発揮します。

ほんの木からのインフォメーション

もう少し、知って下さい ほんの木のオーガニック雑貨

——— 1つの商品、1冊の本に、誠実に全力を傾けています ———

ほんの木では、身体も心も元気になるエコロジー・オーガニック雑貨「自然なくらし」を販売しています。その中から厳選のお薦め商品をご紹介します。

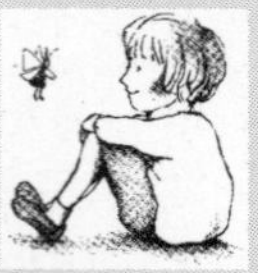

■おいしくて、栄養価の高いジュースが人気！

毎日飲んでも飽きないおいしさのために、何度も試作を繰り返して、ようやくできあがったオリジナル野菜ジュースです。自然治癒力を高める26種類の野菜を特殊低温加工し、栄養価と野菜の風味を丸ごと生かしたすぐれものです。

さらに、甘味料無添加、食塩無添加、香料・着色料・保存料すべて無添加で健康志向の方にはぴったりです。ぜひ一度お試し下さい。

●一ケース30本入りで、特価5250円です。お試しセット2100円もあります。

・オリジナル野菜ジュース
190g×30本入　特価5250円（税込）
送料は420円（1万以上は送料無料）
●問い合わせ　ほんの木
電話 03（5280）1700
ﾌｧｯｸｽ03（3293）4776

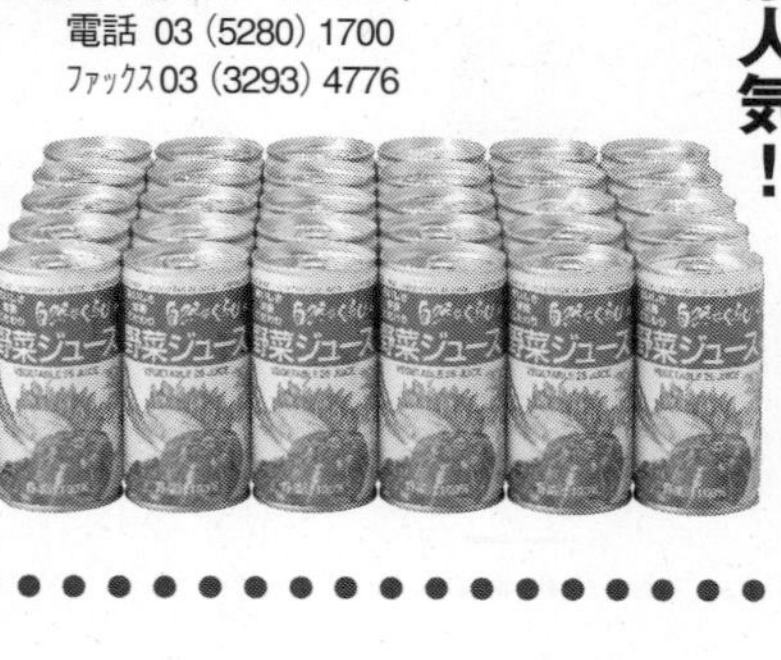

■冷え、肥満、ストレスが病気の3大原因

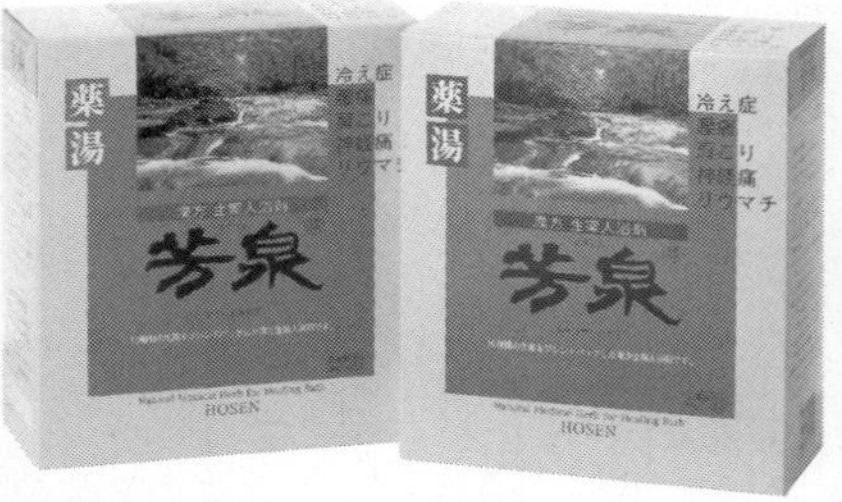

夏の冷房による冷えにもご注意下さい。

・レギュラー（50g×10包入）定価3990円（税込）
・マイルド（30g×10包入）定価2625円（税込）
送料は420円（1万以上は送料無料）
●問い合わせ　ほんの木
電話 03（5280）1700　ﾌｧｯｸｽ03（3293）4776

ガン、心臓病、脳卒中。日本人の死因ベスト3です。この3つで死因の約60％を占めているそうです。「冷え」による低体温が、これらの病気の要因にもなっています。また、ふだんの生活習慣を改めれば、かなりの病気が予防できると、本書にご登場の多くの医師も言っています。

芳泉は漢方百％の生薬入浴剤です。「冷え」に抜群の効果を発揮、ぐっすり眠れて「ストレス」がとれます。さらに汗がよく出てダイエット効果もある、お肌すべすべ、アトピーにも良いと評判です。

●「芳泉」お試しサンプルさしあげます。

■腸内環境を良くする、玄米発芽酵素

玄米のヌカに生きた酵素と玄米密をミックス。胚芽（はいが）にコウジ菌を加えて、培養発酵させたバランス食品です。ガンなどを発生させやすい体内の活性酸素を消去させ、自然治癒力を高める顆粒のサプリメント。便秘の方はお通じが良くなります。1回使い切りパックですので、携帯にも便利です。50年の実績をもつ健康食品、ぜひ一度、お試しください。

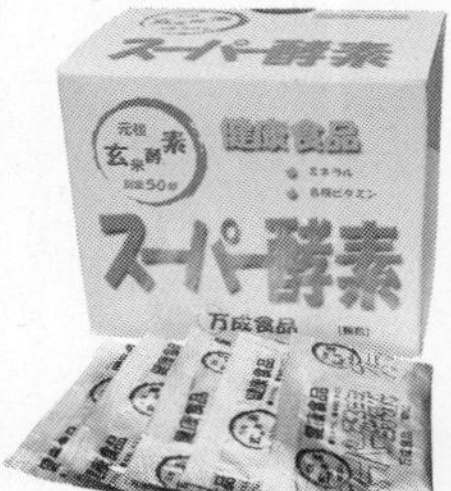

スーパー酵素
（2.5ｇ×90包）
定価3990円（税込）

■お肌にやさしい、自然な香りの入浴剤

ひのきの香りの「天然・抗菌」お風呂用芳香剤。乳児から高齢の方まで安心してご利用いただけます。天然ヒノキチオールが主成分。ストレス解消、リラックス効果、お肌しっとりで女性に人気です。アトピーを悪化させる残留塩素を除去するビタミンC配合。除菌・抗菌作用に優れていますので洗濯、掃除、消臭など、幅広くご使用いただけます。

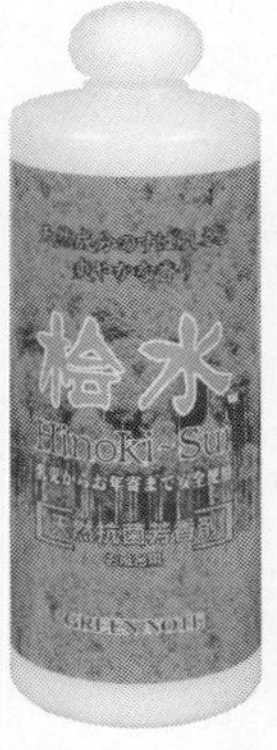

桧水（ひのきすい）
（1000cc 約25回分）
特価2625円（税込）

●問い合わせ ほんの木 電話 03（5280）1700　ファックス03（3293）4776　送料は420円。1万円以上で送料無料。

100%国産 エキナセア

毎日の健康管理に、自然治癒力 免疫力を高める「エキナセア」

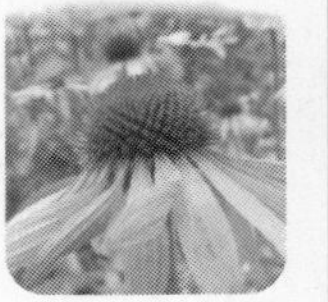

～花粉症に有効な、甜茶《てんちゃ》も人気です～

エキナセアは北アメリカ原産のキク科の植物で、何100年にもわたってネイティブアメリカン（インディアン）の万能薬として風邪の予防・治療や、ガラガラヘビ・毒虫などにかまれたときの毒消しに使われてきました。最近では、ガンに対する免疫力を高める効果が注目され、さらに研究が進められています。国産エキナセア100%使用した「エキナセア茶」と「エキナセアのハーブ」を、ぜひお試しください。

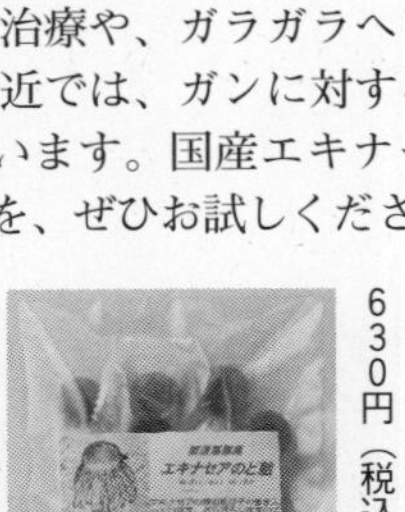

エキナセアの飴
（80ｇ＝4ｇ×20個）
630円（税込）

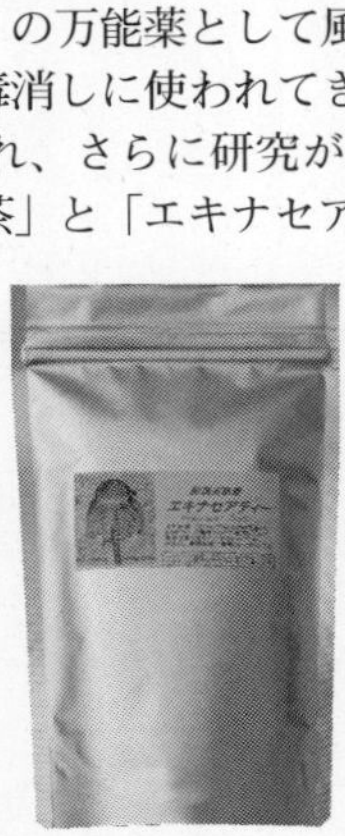

エキナセアのお茶
（50ｇ＝2.5ｇ×20包）
1680円（税込）

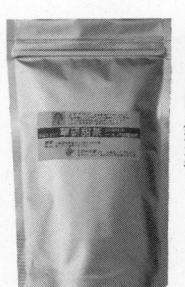

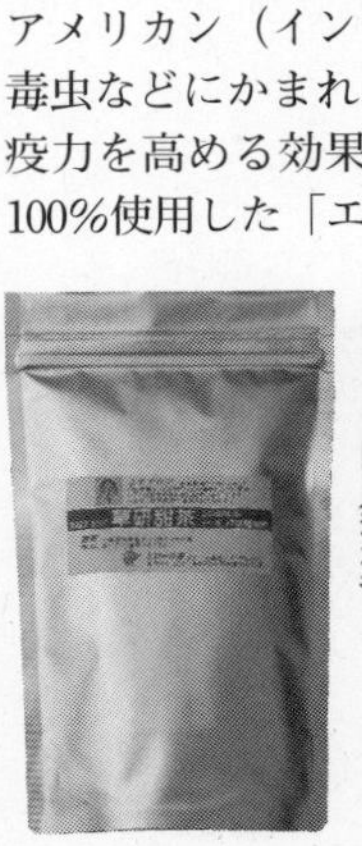

草研甜茶
（50ｇ＝2.5ｇ×20包）
1680円（税込）

読者の皆様と編集部で作るページ

編集部にお便りをお送り下さった読者の皆様、ありがとうございます。ご自身の体験談、内容についてのご意見、また、自然治癒力・免疫力について各地で活動している会の情報、さらに講演会・イベント案内など様々なお便りが届きました。これからも、たくさんのお便り、ぜひお寄せください。

●よい質の睡眠ができなくて悩んでいます……

朝起きるといつも肩が凝っていて、毎日が憂鬱《ゆううつ》な気分でスタートします。そんなとき、知人から本書を薦められて、次のようなアドバイスを受けました。

「十分な睡眠時間をとっているのに、熟睡できずすっきりした朝を迎えられない人は、寝ている間に歯をかみしめていることが多い」ということです。そのために、睡眠中リラックスができず、体が過緊張となり、血行不良で低体温、そして肩こりや筋肉痛という症状が起こるそうです。

睡眠時に、歯のかみしめによる過緊張を生じさせないようにするには、呼吸を口呼吸でなく鼻でする習慣にするのもひとつの解決方法だとか。私も、これを実践してみようと思います。（神奈川県　吉村さん）

〈口呼吸と鼻呼吸の違いについては本書、次号、第8号で専門の方に取材しますので、そちらもぜひ、ご参考にしてください。　編集部〉

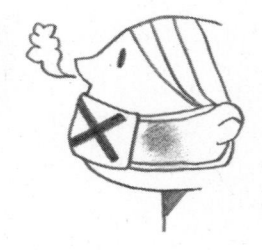

●心のストレス、生活習慣を見直して日々暮らしています

低体温で免疫力が低下する、という特集を読んで、ドキッとしました。あわてて、今までほとんど使ったことのない体温計を出してきて、一週間ぐらい、毎日、体温を測ってみると起床時は、35・5度ぐらい、日中は36・0度ぐらいしかありませんでした。定期健康診断を受けても、毎回特に異常なしで、食生活もそれなりに気をつけていて、特に思い当たることはありません。

通年性アレルギー鼻炎でもずっと悩んでいましたが、低体温も原因の一つかと思い、それ以来、低体温からの脱却を試み続けています。

まず実行したのは、寝る前にゆっくりとお風呂に入って体をじっくりと温めること。それも熱いお風呂で一気に温まるのではなくて、ぬるめのお湯で20〜30分ぐらい入ることです。また、布団の中に湯たんぽを入れて寝ることも試みました。1週間ぐらい続けて、起床が楽になったと感じたら起床時の体温が、35・8〜36・0ぐらいまで上がり、日中も36・5度ぐらいになりました。

低体温でお悩みの方がいましたらぜひ試してみて下さい。（滋賀県　大川さん）

〈湯たんぽの利用を患者さんに熱心にすすめている医師に、低体温からの脱却についてお伺いしたところ、生薬入りの入浴剤も効果が期待できるというお答えをい

■ほんの木への宛先　〒101-0054 東京都千代田区神田錦町2-9-1斉藤ビル「ほんの木」編集部
〔TEL〕03-3291-3011〔FAX〕03-3295-1080〔メール〕info@honnoki.co.jp

ただきました。小社でも、100パーセント漢方生薬入浴剤・芳泉を販売しています。無料サンプルも用意しています。まだ、お使いになったことのない方は、ぜひ一度お試しください。無料サンプルをご希望の方は、小社までご連絡ください。

〈編集部〉

●医師や専門家にも、がん患者と共に学ぶ態度が必要

健康は自分で守るもの、病気になるのも自分、病気を治すのも自分、他人（医師や専門家）まかせではダメ、それには各人が学ぶことが大切で、素人に何がわかるといった態度の医師や専門家はダメ、がん患者と共に学ぶ態度が専門家にも必要です。これからも、貴社の判りやすい自然治癒力を高める連続講座シリーズに期待しております。

まだまだ専門家にゴーマンな人が多いと見受けられますので、もっともっと社会に広めていただきたいと思います。

（東京都　石田さん）

〈毎号、テーマを決めてどなたに登場を依頼するか、本書の人選はたいへん気を使う仕事です。これからも、読者の皆様のご期待に応えられる内容を心がけていきます。

〈編集部〉

●粗食、和食中心の伝統食で脂肪肝が6カ月で治りました

毎日の食事を、粗食、ご飯と味噌汁、和食中心の「伝統食」に近づけ、食材もできるだけ「地産地消」を心がけています。牛肉、牛乳はいっさい5年前より口にしないよう努力してします。体重は10キロ程減少し、脂肪肝が6カ月で治りました。

（福岡県　近藤さん）

〈安保先生も、5年前72キロあった体重が、今は62キロだそうです。たくさん食べることはストレス解消法の一つですが、根本は一番のストレスの原因、長時間労働をしないことです。

〈編集部〉

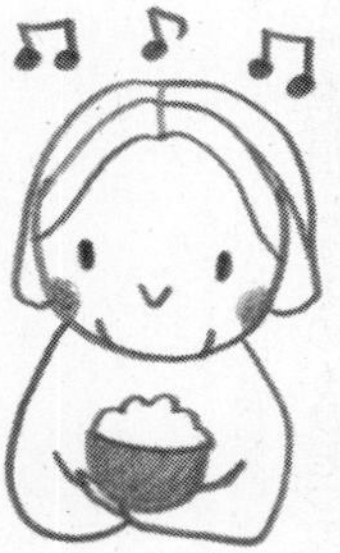

■自然治癒力・免疫力などに関する講演会・イベントをお知らせ下さい

今後、各地の講演会・イベントの情報や活動している団体のご紹介も企画していますので、資料や情報をお寄せ下さい。

■体験談、ご意見をお寄せ下さい

病気克服談、体験記等、400字～800字ぐらいでお書きいただき、ファックス、メール、又はご郵送ください。採用の方には、小社の漢方入浴剤「芳泉」お試しセットを御礼にお送りいたします。

■チラシ配布にご協力下さい

いつもチラシ配布にご協力いただいている皆様ありがとうございます。小社は小さな出版社で満足に広告も打てません。読者の皆様のお力でチラシをご友人、知人、講演会などでお配りいただけないでしょうか。

また、お知り合いや地域で、購読をおすすめいただけないでしょうか。ご協力いただける方には、小社の100パーセント漢方入浴剤「芳泉」お試しセットを御礼にお送りいたします。

■イベントや講演会の会場で、本書の販売（小社から卸します）やチラシの配布にもご協力下さい。

連絡先：ほんの木編集部〔TEL〕03-3291-3011〔FAX〕03-3295-1080〔メール〕info@honnoki.co.j

本の通信販売 Book Shop

第７号でご登場いただいた方々の、著・訳書、おすすめ本のご紹介、販売コーナーです。

これらの本はすべて「ほんの木」にお申し込みいただければ、
通信販売でお求めになれます。くわしくは、
TEL 03-3291-3011、またはFAX 03-3293-4776にお問い合わせください。
Eメール：info@honnoki.co.jp でも受付いたします。（本書掲載順）

高田明和 Akikazu Takada

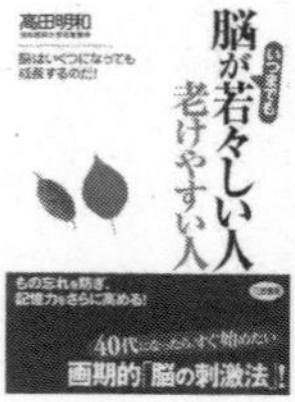

脳がいつまでも若々しい人老けやすい人
2004年1月刊
定価1365円（税込）
三笠書房
高田明和著

年だからと脳の記憶力をあきらめていませんか？　そんなことはありません。脳はいくつになっても成長するのです。ではどうするか？　満足な人、不満の多い人の違い、脳の健康を守るために今日から始めること、年齢とともに考えておきたいことなどを具体的に紹介。集中力を磨けば脳の機能もきっとアップします。

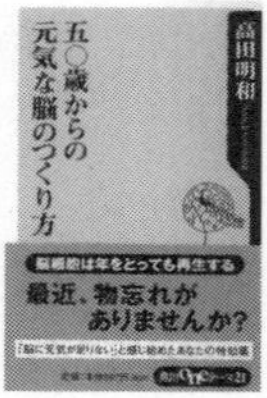

50歳からの元気な脳のつくり方
2004年8月刊
定価700円（税込）
角川書店
高田明和著

定年後をいきいき！　元気な毎日を送るためには「健康な脳」を保つことが必要です。そのためには、正しい生活習慣の知識、食生活の改善、心を調えるための坐禅や呼吸法の実践などを本書に習って実行してください。テレビでおなじみの高田先生が、元気な脳のつくり方を分かりやすく解説。読めば元気になる健康読本。

永山久夫 Hisao Nagayama

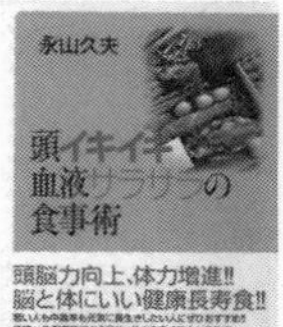

頭イキイキ血液サラサラの食事術
2002年10月刊
定価924円（税込）
講談社
永山久夫著

どのような食べ物を、どのような食べ方をすれば、脳と体の健康長寿に役立つか！　これが本書のテーマです。元気な長寿者は明るい、よく笑う、よくお茶を飲む、そして好奇心が強い。頭の回転がスムーズで、脳の機能を維持するのが上手。若い人も中高年も元気に長生きしたい人にぜひおすすめ。役に立ちます。

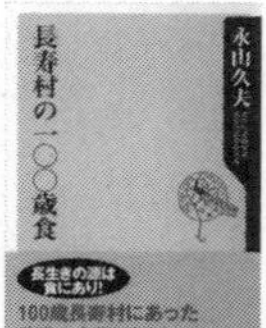

長寿村の100歳食
2003年11月刊
定価700円（税込）
角川書店
永山久夫著

ご飯こそ日本人の長寿の源、味噌汁を欠かさない長寿者、長生きしたければまず豆腐、老化を防ぐ一服のお茶、血管を若返らせる酢の作用、サンマの脂質で脳の老化防止など、１００歳長寿村にあった共通の食事レシピを紹介。何百年もかけて培ってきたおいしくて、達者な人生のための長寿食の知恵が満載。

劉 影

Ryu Ying

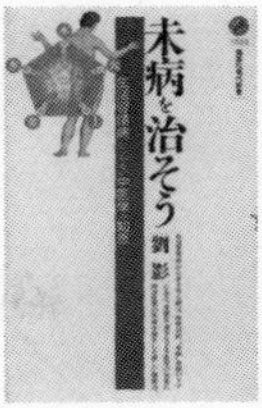

未病を治そう

2000年10月刊
定価693円（税込）
講談社
劉 影著

血液がドロドロになって、よどんだ状態を瘀《お》血《けつ》と呼びます。これは糖尿病、動脈硬化症など様々な病気になる前の未病状態で見られる症状です。そして、この未病予防の必要性を説いているのが本書。生活習慣病予防の鍵は未病のケアにある、食養生・漢方など中医学の知恵に西洋医学の技術を融合した新しい健康法を紹介。

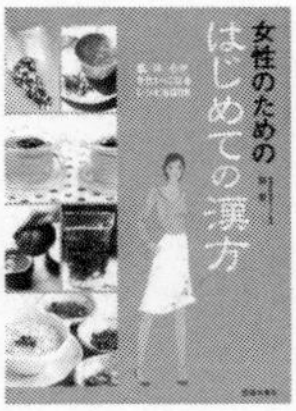

女性のための はじめての漢方

2004年11月刊
定価1365円（税込）
池田書店
劉 影著

漢方というとどんなイメージをもっていますか？ 考えが複雑で難しい、自分の体調に合うものがなかなか見つけにくい、飲みにくいなどという人がいます。ですが、漢方薬を飲むだけが漢方ではありません。肌・体・心がきれいになる漢方的生活スタイルを提案する本書でもっと漢方に親しんでください。

安保徹

Toru Abo

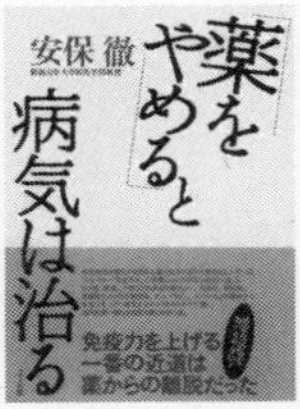

薬をやめると 病気は治る

2004年3月刊
定価1575円（税込）
マキノ出版
安保徹著

多くの薬は病気を根本から治すのではなく、むしろ、病気を自分で治す力（免疫力）を低下させ、病気を長引かせたり、新たな病気の原因となります、と著書。ひざ痛、腰痛など身近な病気から、高血圧、糖尿病、胃潰瘍などの生活習慣病、ガン、アトピー、リウマチなどの難病まで、免疫力を高め病気を治すコツを解く。

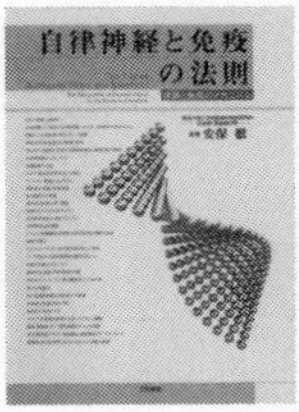

自律神経と 免疫の法則

2004年9月刊
定価6825円（税込）
三和書籍
安保徹著

病気は適応力を超えた無理な生き方と、適応力を充分に使わない楽な生き方で起こると唱える世界的な免疫学者、安保先生の自律神経と免疫についての専門書。自律神経と免疫の法則のエビデンスをしっかりし理解したい人向け。多くのデータを使用して、病気の成り立ちと治癒反応を明らかにした一冊です。

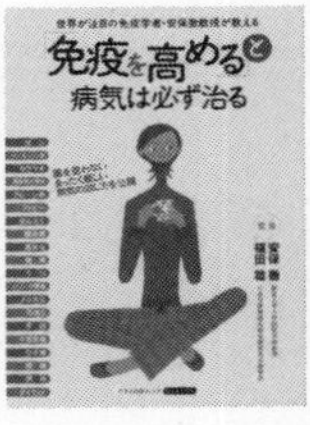

免疫を高めると 病気は必ず治る

2004年2月刊
定価819円（税込）
マキノ出版
安保徹・福田稔監修

病気を根本的に治す新しい免疫学をわかりやすく解説。自分でできる治療法や難病が改善した体験手記など、役立つ情報を具体的に紹介。

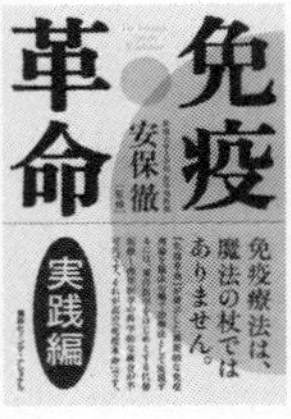

免疫革命・実践編

2004年8月刊
定価1680円（税込）
講談社インターナショナル
安保徹監修

安保・福田理論に基づいて自律神経免疫療法に取り組む3人の臨床医が、治療の実際を紹介。ベストセラー「免疫革命」の実践編。

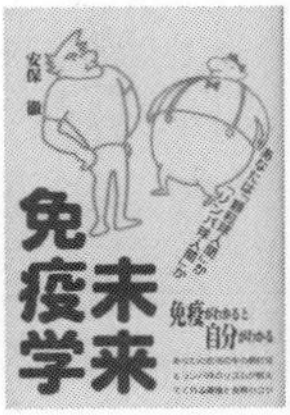

未来免疫学

1997年5月刊
定価1901円（税込）
インターメディカル
安保徹著

人間の基本的な行動を司る自律神経と免疫の関係を分析。白血球中の防御細胞、顆粒球とリンパ球の研究を一般向けにやさしく解説。

上野圭一
Keiichi Ueno

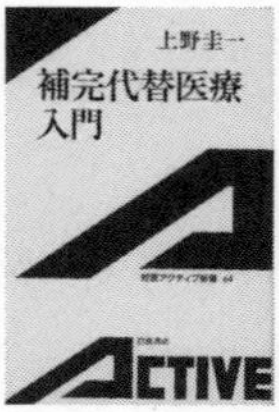

補完代替医療入門
2003年2月刊
定価735円（税込）
岩波書店
上野圭一著

補完代替医療（CAM）についての歴史、各国の現状を紹介する。CAMを学ぶ入門書。

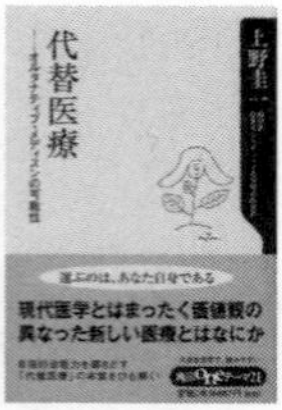

代替医療
2000年7月刊
定価700円（税込）
角川書店
上野圭一著

ワイル博士著書の翻訳者で有名な著者が、日本の代替医療の現状、本質をひも解く一冊。

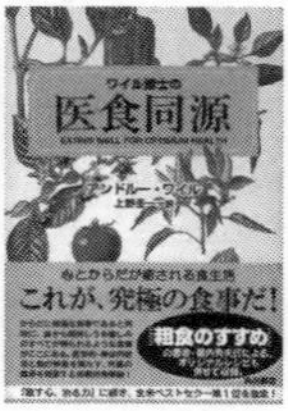

ワイル博士の医食同源
2000年9月刊
定価2625円（税込）
角川書店
アンドルー・ワイル著
上野圭一訳

全米第1位となった心と体を癒す食生活の本。食情報を整理し食生活に明快な指針を提供。

帯津良一
Ryoichi Obitsu

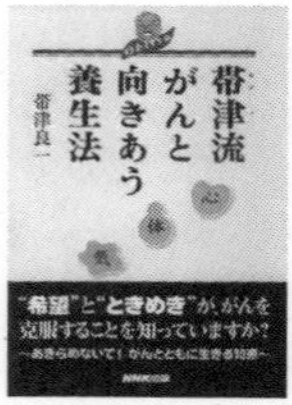

帯津流がんと向きあう養生法
2005年2月刊
定価1365円（税込）
NHK出版
帯津良一著

楽しみつつ感謝して飲めば酒は本当にいい養生法です。吐く息に意識を集中する。それが体のバランス維持につながります。あきらめないで！が、がんとともに生きる知恵。あしたはちょっとよくなるそんな小さな希望が大切です。読んでいると、しみじみ、ほのぼの、肩の力がスウッーと抜けて体がきっと軽くなります。

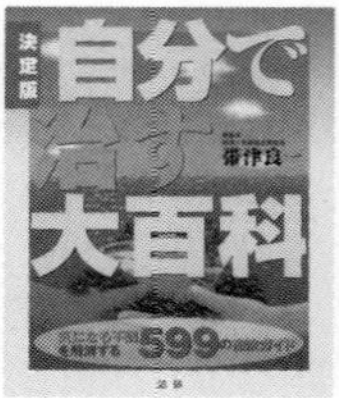

決定版 自分で治す大百科
2003年3月刊
定価3990円（税込）
法研
帯津良一総監修

総頁が圧巻の815ページ。著者の総監修本。「健康は自分で守るもの、気になる不調を解消する599の療法ガイド」というキャッチコピー通り、まさに決定版である。自分で治す、家庭で治す、文字も大きく使い易いガイドブックといえる。健康を医者まかせにしたくないと考えている方の座右の書としてお役立て下さい。

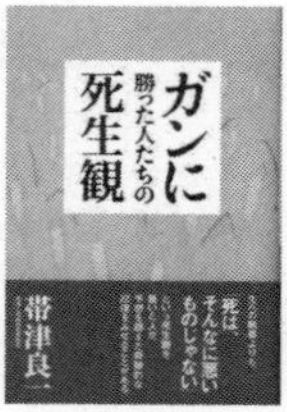

ガンに勝った人たちの死生観
2004年4月刊
定価1575円（税込）
主婦の友社
帯津良一著

生への執着を捨て死生観を持つことがガンの回復を助ける。医療者としての著書の温かさが伝わり、心が癒され生きることが楽になる本。

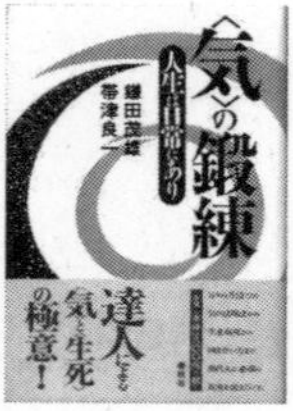

〈気〉の鍛錬 人生は日常にあり
2004年4月刊
定価1890円（税込）
春秋社
鎌田茂雄・帯津良一共著

仏教研究の第一人者鎌田茂雄氏と帯津良一氏が現代人に必須の日常における心の持ち方、いのちのとらえ方を対談形式で平易に説く。

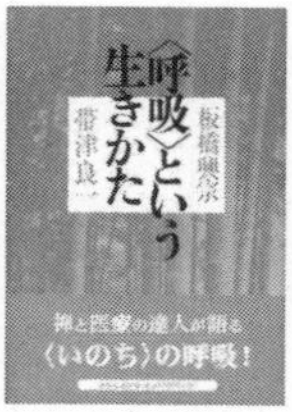

〈呼吸〉という生きかた
2003年7月刊
定価1785円（税込）
春秋社
板橋興宗・帯津良一共著

がん治療の第一人者と曹洞宗前管長が、自ら志した医療と禅という道の中で出会い極めた「丹田呼吸」の奥義を語る。

阿部博幸
Hiroyuki Abe

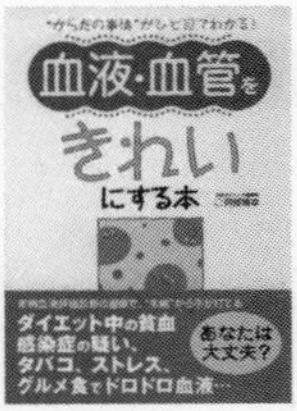

血液・血管をきれいにする本
2003年3月刊
定価1260円（税込）
法研
阿部博幸著

きれいな血液は元気のもと、からだの事情がひと目でわかる、血液・血管をきれいにする本。汚れた血液がまねく病気と症状、食べて飲んでつくるきれいな血液、きれいな血液をつくる三日間のプログラムなどの実践を紹介。

米井嘉一
Yoshikazu Yonei

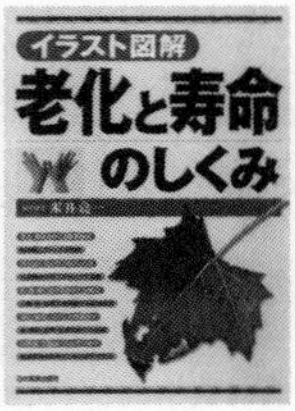

老化と寿命のしくみ
2003年5月刊
定価1575円（税込）
日本実業出版社
米井嘉一著

加齢とともに現われる、様々な老化メカニズムを丁寧に解説。食事療法、運動療法をはじめサプリメントの使用法や老化度判定など医療や健康、生活環境を考えるうえで必要なアンチエイジングの基礎知識がこの1冊で整理できる。

塩谷信幸
Nobuyuki Shioya

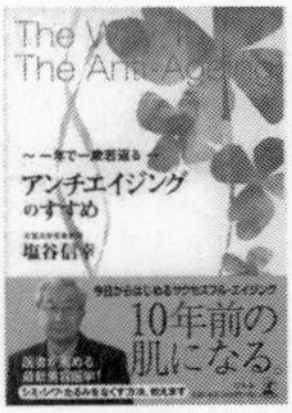

アンチエイジングのすすめ
2004年10月刊
定価1470円（税込）
幻冬舎
塩谷信幸著

心身の老化を防ぐ、皮膚を若々しく保つなど、医者が薦める最新美容医学。シミ・シワ・たるみをなくす方法を紹介します。今日からはじめるサクセスフル・エイジングで一年で一歳若返り、10年前の肌を目指しましょう。

南研子
Kenko Minami

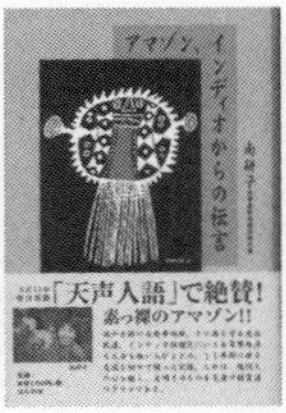

アマゾン、インディオからの伝言
2000年4月刊
定価1785円（税込）
ほんの木
南研子著

「天声人語」で絶賛。著者が毎年訪問している、インディオ支援NGOの実話。貨幣も文字もないアマゾン、インディオの人々の暮らしから癒しと文明の本質が見えてくる。疲れた日常生活を元気づけ、新たな希望が湧いてくる一冊。

以上の本は、ほんの木で購入できます

お近くの書店で在庫があればお求めになれますが、各社の本を一度にお買いになる場合、小社「ほんの木」の通信販売が大変便利です。商品があれば1週間程度で発送致します。定価1260円（税込）以上の小社の本を1冊でも同時にお買い上げになると送料が無料。お支払いは宅配代引き、または郵便振込前払いで。詳しくは、左記をごらん下さい。

■ご注文方法■

〈ご注文・お問合せ〉
（電話）03-3291-3011（月〜金9：00〜7：00、土〜5：00）
（FAX）03-3293-4776（24時間）
（Eメール）info@honnoki.co.jp
http://www.honnoki.co.jp/
〒101-0054 東京都千代田区神田錦町2-9-1
斉藤ビル3F ほんの木 ブックショップ係
（郵便振替）00120-4-251523（加入者）ほんの木
（送料）1回のご注文が10500円（税込）未満の方は368円（税込）がかかります。（代引手数料）1回のご注文が5250円（税込）以上は無料、5250円以下は210円（税込）がかかります。離島、国外へは別途送料がかかります。

編集後記

▼IT技術の進歩は人間の思考をはるかに超えたスピードで進み、結果、うつや登校拒否、引きこもりという社会の歪みが生じています。同様に、自然の摂理に背き老化を機械的に止める、逆行させることは心と体と精神のバランスに歪みをきたす行為だと思います。老いるとは、人間としていかに成長していくかかが問われているのではないでしょうか？　アンダンテ（ともに歩む）が私は好きです。今号はやや遅れを取り戻しての出版です。次号も発売予定に遅れぬよう最善を尽くします。ご購読者の皆様にご迷惑をおかけして申し訳ございません。（高橋）

▼ピンピンコロリの健康重視か、長寿で介護や認知症を受け入れるか。どちらも大切な一人ひとりの人生の考え方次第だと思います。
　でも、介護体制の不備や、医療費の財政破綻を思うにつけ、健康長寿で一日でも長く元気にくらすことが、「これからの高齢化社会、私たちのすべきこと」のように感じられます。

　では、どうしたら？　今号では私たちなりのアプローチを試みました。30歳代からの若い方々への指針として、また定年後の長い人生、目的を持って生活される中・高年の方々のため。ぜひご感想をお寄せ下さい。（柴田）

この講座の「定期購読」、編集部への「ご意見・お問合せ」は下記まで
TEL 03-3291-3011　FAX 03-3295-1080　Eメール　info@honnoki.co.jp
〒101-0054 東京都千代田区神田錦町2-9-1斉藤ビル（株）ほんの木

自然治癒力を高める連続講座7

心、脳、お肌と体の若さ対策

第7号
2005年6月20日第1刷

出版プロデュース　柴田敬三
発行人・編集人　高橋利直
発売　（株）ほんの木

〒101-0054
東京都千代田区神田錦町2-9-1　斉藤ビル
TEL 03-3291-3011
FAX 03-3293-4776
Eメール　info@honnoki.co.jp
© HONNOKI 2005
Printed in Japan
郵便振替口座　00120-4-251523
加入者名　（株）ほんの木
印刷所　中央精版印刷（株）
ISBN4-7752-0026-7　C0030

デザイン　スタジオＹ２
表紙アート　はせくらみゆき（アートセラピスト）
本文イラスト　今井久恵
取材・文　矢崎栄司・百名志保子・清水直子・大島正裕・柴田敬三・高橋利直

編集　（株）ほんの木
編集協力　岡田直子
（有）アクト新聞社

EYE LOVE EYE
視覚障害その他の理由で活字のままでこの本を利用できない人のために、営利を目的とする場合を除き、「録音図書」「点字図書」「拡大写本」等の制作をすることを認めます。その際は出版社までご連絡ください。

●製本には十分注意してありますが、万一、乱丁、落丁などの不良品がございましたら恐れ入りますが、小社あてにお送りください。送料小社負担でお取り替えいたします。
●この本の一部または全部を複写転写することは法律により禁じられています。
●本書の表紙および本文用紙は100％再生紙です。また、インキは環境対応インキ（大豆油インキ）を使用しています。

この連続講座の各号は、全国の主要書店でお求めになれます。毎号ご購読の方、また、書店品切れの際は小社の通信販売もぜひご利用ください。